AF744764

Pour
Sophie et
tous les
autres

Collection « **Témoignages** »

Dirigée par Sonny Perseil

Mark Lee Hunter, Angèle Delbecq
et Jean-Louis Touraine

Pour Sophie et tous les autres

ENQUÊTES POUR LE DROIT DE CHOISIR SA MORT

Éditions Pepper – L'Harmattan

© L'HARMATTAN, 2023
5-7, rue de l'École-Polytechnique, 75005 Paris

http://www.librairieharmattan.com
diffusion.harmattan@wanadoo.fr
harmattan1@wanadoo.fr

ISBN : 978-2-336-41155-2
EAN : 9782336411552

PRÉFACE

Ce livre en faveur du droit de mourir, à l'heure et avec l'aide de son choix, résulte d'une rencontre en décembre 2022 entre Jean-Louis Touraine, Angèle Delbecq et moi-même. Depuis le mois d'octobre de la même année, Angèle et moi travaillions sur une enquête consacrée à la fin de vie. Elle est mon ancienne étudiante en journalisme d'investigation, d'une brillance et détermination peu communes. Jean-Louis était approché en tant que source experte – un parlementaire qui s'est engagé pour le droit de mourir depuis longtemps, et en même temps un médecin et chercheur (ayant découvert des traitements contre des maladies antérieurement incurables), qui avait sauvé des vies, mais également vu des vies prendre fin. Après une conversation de trois heures, il demanda à se joindre à nous.

Les risques d'une telle collaboration sont d'ordre technique et éthique. Jean-Louis est un écrivain accompli (nous l'avons bien vérifié), mais cela ne garantissait nullement qu'il saurait coopérer avec des journalistes, habitués à d'autres formes de discours. Nous nous sommes aussi demandé si le fait de co-signer un livre avec une personnalité « marquée » – c'est le mot de Jean-Louis – par sa position en faveur du droit de mourir aurait un impact négatif sur notre crédibilité.

Nous avons décidé que les avantages de cette collaboration outrepassaient les risques. Avec Jean-Louis, nous accédions à une expertise historique, politique et médicale que nous n'atteindrions pas autrement, quelle que soit l'intensité de nos recherches. Ainsi nous pourrions nous concentrer, Angèle et moi, sur l'opposition au droit de mourir.

C'est ce que nous faisons dans les deux premiers chapitres de ce livre. Nous avons procédé en nous demandant : « *et si les opposants avaient raison ?* » Nous avons pris en considération cette possibilité à chaque étape, pour conclure que beaucoup des arguments contre le droit de mourir sont invérifiables, spéculatifs, ou fondés sur des légendes. Nous avons cherché à en parler avec les opposants les plus influents, notamment ceux de la Société française d'accompagnement et de soins palliatifs (SFAP), d'Alliance VITA, de la Fondation Jérôme Lejeune et du Centre européen pour la loi et la justice (ECLJ). Ils ont refusé nos demandes répétées ; alors, nous avons fait usage de leur production écrite abondante. Des médecins qui s'opposent à l'euthanasie ont cependant accepté de nous répondre ; nous remercions les Drs Carole Bouleuc, Nadine Cojean, Éric Fossier, Sophie Moulias et Jean-Louis Samzun pour des conversations d'une franchise exceptionnelle. La psychologue Marie de Hennezel a également pris le temps de nous parler. Avec des points de vue variés, l'aidante Nathalie Maka, l'ancienne présidente du Centre national des soins palliatifs et de la fin de vie (CNSPFV) Véronique Fournier, le politiste Jean-Yves Camus, le sociologue Yann Raison du Cleuziou et Laurence Burgorgue Larsen, juriste et spécialiste du droit européen, nous ont exposé leur expérience et leur opinion.

En tant que veuf et aidant de Sophie Julien, morte chez nous de la SLA (sclérose latérale amyotrophique ou maladie de Charcot) en 2021, j'ai vu ce que cela veut dire, de demander la pitié du fond de l'Enfer, et de ne pas la recevoir. Pour maîtriser les sentiments de colère, d'impuissance et de peur qui jonchent un tel parcours, je les ai inclus comme sujets d'enquête. Est-ce que d'autres ont vécu et ressenti ce qui m'arrivait ? Oh que oui. Et pourquoi, alors, les voix des personnes qui sont passées par là sont-elles largement absentes, sinon écartées, du débat ? En regardant la situation des aidants, ces gens qui mettent leur vie au service d'un bien-aimé, nous nous sommes rendu compte que le débat ne concerne pas que les mourants. Les survivants comptent aussi. Nous nous sommes toujours étonnés que certains opposants ne les évoquent que pour les accuser d'en vouloir à leurs proches. Nous avons pris le parti de vérifier la teneur de ce que nous estimons être des injures, pour en conclure que celles-ci travestissent la réalité, tant celle des aidants que celle des mourants.

Angèle Delbecq a suivi tous les débats de la Convention citoyenne et elle a également enquêté sur les réseaux associatifs, judiciaires et politiques de l'opposition au droit de mourir. À travers ses premières investigations, nous avons décelé l'influence des conservateurs américains dans le débat sur l'euthanasie en France. En creusant, nous avons trouvé un réseau international, bien pourvu en cerveaux et en argent, qui cible la France et sa démocratie, en se servant de l'euthanasie comme porte d'entrée. Les travaux du Forum parlementaire européen (EPF) en 2021[1] avaient déjà établi des relations parmi plusieurs de ces acteurs ; nous enrichissons considérablement leurs recherches en y apportant un nouvel angle d'analyse : l'opposition à l'aide active à mourir est quasi-identique à celle contre l'avortement. Le but de plusieurs membres clés de ce réseau : une France théocratique, d'une moralité aussi rigoriste, voire intolérante, qu'absolue. C'est l'enjeu politique à la fois majeur et caché de la réforme.

---

1 - European Parliamentary Forum,
"Tip of the Iceberg : Religious Extremist Funders against Human Rights for Sexuality & Reproductive Health in Europe", 2021.

Dans notre troisième chapitre, Jean-Louis Touraine nous emmène dans l'histoire législative du droit de mourir en France. C'est une chronique de réformes ratées ou incomplètes, mais qui ont eu le mérite de préparer le terrain pour la réforme à venir. Jean-Louis en donne les contours à espérer et les écueils à éviter, en connaisseur de la chose parlementaire et des fins de vie.

J'ai vécu 41 ans en France. Je me demande parfois si je suis venu ici précisément pour accompagner Sophie dans ses derniers jours. Je sais parfaitement qu'elle m'accompagne maintenant, avec notre équipe, vers une réforme qui a trop tardé. J'aimerais que le mal-mourir français soit bientôt l'exception, et non pas un destin aussi effrayant et prévisible que celui que nos lois actuelles réservaient à Sophie. Nous avons écrit ce livre pour Sophie et tous les autres qui la suivront sur le chemin de la souffrance ; pour que ce monde soit moins cruel demain qu'il ne l'est aujourd'hui. Nous savons que la plupart de nos opposants partagent ce dernier but, tout en excluant le recours à la mort librement choisie et assistée. Ils ont eu des décennies pour trouver une alternative, sans réussir, du moins en ce qui concerne les cas les plus difficiles, soit des milliers de gens chaque année. Pour nous, ce n'est pas suffisant. Et pour vous et les vôtres ?

Mark Lee Hunter
Août 2023

Chapitre 1

CHRONIQUE D'UN SUPPLICE ANNONCÉ

Par

Mark Lee Hunter

avec

Angèle Delbecq et Jean-Louis Touraine

Je suis enquêteur, donc en principe capable de trouver des faits. J'aurais voulu être moins expert en la matière, le jour où j'ai cherché des informations sur les symptômes de la maladie de Sophie.

C'était de plus en plus évident que quelque chose n'allait pas. Depuis des années, elle s'achetait de nouvelles chaussures dites « confortables » chaque fois que nous étions en voyage, mais ses pieds lui faisaient toujours mal. Puis ses hanches lui faisaient mal. Nous avons pensé que c'étaient les suites de la maladie du Lyme, qu'elle a attrapée en 2003. À l'été 2019, lors d'un voyage pour une conférence en Irlande, elle pouvait à peine tenir debout. Merci à la femme, professeure à l'université, qui nous a invités, de nous avoir abandonnés dans la rue pour courir à une fête. C'était la première fois que je remarquais l'attention que les bien-portants octroient aux malades – l'attention que l'on donne à un obstacle avant de le dépasser.

Puis elle ne pouvait plus tenir un verre dans sa main gauche sans douleur. Elle a vu un spécialiste qui voulait l'opérer tout de suite pour un syndrome du canal carpien, un problème dû à la compression du nerf médian dans le poignet. J'ai demandé à Sophie d'attendre un peu, puisqu'il aurait fallu six mois pour se rétablir après la chirurgie, et qu'il y aurait sans doute d'autres traitements moins pénibles.

Et puis c'était son poignet droit qui faisait mal.

Pas à cause du syndrome du canal carpien, alors. Mais quoi ?

À ce moment-là, j'ai dressé la liste de tous ses symptômes, et j'ai tapé les mots dans un navigateur Internet, pour voir à quelle maladie ils pourraient correspondre. Résultat de la recherche :

six des huit signes typiques de la sclérose latérale amyotrophique (SLA), plus connue sous le nom de maladie de Charcot. À savoir[2] :

- Secousses et crampes musculaires, en particulier aux mains et aux pieds
- Perte du contrôle des mains et des bras
- Perte de capacités dans les bras et les jambes
- Chutes
- On laisse tomber des choses
- Fatigue persistante

Il ne fallut que quelques minutes de recherches supplémentaires pour me rendre compte de l'horreur de cette maladie.

La SLA fait partie des maladies neurodégénératives, avec notamment la maladie de Parkinson et Alzheimer. Dans leur ensemble, elles constituent *« la troisième cause des handicapes et des morts prématurées dans l'Union européenne »*, pour 1.1 million de décès par an [3]. Le nombre de cas, de décès et de jours d'activité perdus à cause de ces maladies est en rapide et constante croissance. On peut dire de même des cancers : *« Par rapport à 1990,* note l'oncologue Manuel Rodrigues de l'Institut Curie à Paris, *on a simplement doublé le nombre de cancers en France chaque année*[4] ».

---

2 - John Hopkins Medicine

3 - Deuschl, Günther, Ettore Beghi, Franz Fazekas, Timea Varga, Kalliopi A. Christoforidi, Eveline Sipido, Claudio L. Bassetti, Theo Vos, and Valery L. Feigin. « The burden of neurological diseases in Europe: an analysis for the Global Burden of Disease Study 2017 »
The Lancet Public Health 5, no. 10 (2020): e551-e567.

4 - Manuel Rodrigues, « Doublement des cancers en 20 ans : "Il faut prendre à bras-le-corps les problèmes de nutrition et de sédentarité" ». *Medscape,* 17 juillet 2023.

La SLA tue un peu plus de mille personnes en France chaque année [5], et ne représente donc qu'un petit pourcentage de ces morts liées à des maladies neurodégénératives. Ce qu'elle « manque » en fréquence, elle le comble dans la violence qu'elle inflige au corps. La SLA fait pourrir les nerfs, et sans les nerfs pour les mettre en action, les muscles s'atrophient et disparaissent ; ne restent presque que les os, drapés dans une peau flasque, vidée de son contenu. La victime fond visiblement, jour après jour. Elle meurt d'épuisement, ou d'étouffement – la gorge est un muscle, les poumons sont des muscles, le cœur est un muscle – typiquement dans les trois ans qui suivent le diagnostic. Pendant tout ce temps, le ou la malade conserve intacts son intellect et ses sentiments. C'est comme si la personne devenait le spectateur privilégié de sa propre désintégration. C'est pourquoi certains disent que c'est la pire des maladies.

Par erreur ou intention, certains opposants au droit de mourir, jusqu'à aujourd'hui, ont évacué du débat des faits qui ne vont pas dans leur sens. La SLA figure parmi ces faits, parce que l'on ne peut absolument pas la guérir, et à peine la soulager ; la souffrance pour les malades, leurs proches, et même les soignants, est immense. Il ne faut pas en parler, et surtout ne pas dire que l'on n'en peut plus, a suggéré Tugdual Derville, porte-parole d'Alliance VITA, lors d'une conférence à Paris le 16 mai 2023. Les personnes atteintes de la maladie de Charcot qui souhaiteraient mourir pourraient, selon lui, « *décourager ceux qui veulent se battre* ». Malheureusement oui, et pour cause. Ce n'est nullement une raison pour faire taire, encore une fois, les

5 - Centre national des soins palliatifs et fin de vie (CNSPFV), « Les personnes atteintes de Sclérose Latérale Amyotrophique (SLA) et la fin de vie : quels besoins ? Quelles attentes ? Quelle prise en charge? Synthèse du groupe de travail consacré à la fin de vie des personnes atteintes de SLA ». Novembre 2021. Accès le 25 juillet 2023.

victimes de nos lois.

Si nous ne sommes pas capables de créer un cadre légal qui offre une porte de sortie, c'est l'aveu que nous sommes incapables de voir la réalité. Si nous nous contentons de dire que la loi actuelle « *permet de faire face à la très grande majorité des situations de fin de vie* », comme l'ont dit des opposants qui témoignaient devant la Convention citoyenne sur la fin de vie organisée à partir de décembre 2022[6], nous avouons notre indifférence envers les autres.

Ma femme aurait pu être épargnée de certains des pires moments qu'elle a dû subir, si son vœu – explicite, parfaitement réfléchi et répété devant moi et sa famille – de mourir au moment de son choix avait été exaucé. Mais il serait aussi tragique si une réforme créait de nouvelles injustices. Au cours de cette enquête, je me suis rendu compte que l'euthanasie, que ma femme réclamait en toute connaissance de cause, peut représenter un danger pour certains. C'est ce que disent les adversaires de la réforme, et ils n'ont pas complètement tort sur ce point. Il y a des risques inhérents dans la légalisation de l'euthanasie (et d'autres, cependant, à prévoir si nous ne la légalisons pas). Mais ces risques, selon les données disponibles, n'existent que de manière symbolique, comme notre analyse de la situation en Belgique le montrera.

Alors que proposent les opposants comme alternative ? D'accepter la souffrance – le mot est faible – des plus désespérés comme le prix de la prévention d'une catastrophe à venir. La Dr Carole

6 - Mark Lee Hunter et Jean-Louis Touraine, « La Promesse et le mirage de soins palliatifs ». 9 janvier 2023. Accès le 25 juillet 2023.

Bouleuc, cheffe de département Soins de Support et Soins Palliatifs de l'Institut Curie, me l'a confirmé[7] :

> Je suis d'accord pour dire qu'il y a des patients qui demandent une aide à mourir de manière soutenue, malgré le soulagement technique. Ça, c'est vrai... Je sais que s'il y avait cette [réforme du droit de mourir], ça va aider quelques-uns. Mais à long terme, les conséquences d'une légalisation de l'aide à mourir sont à mon avis globalement néfastes et vont peser sur plus de personnes qu'elles ne vont aider. Je suis désolée de faire un bilan un peu comptable comme ça.

Sur ce point, la nouvelle d'Ursula K. Leguin, *Ceux qui partent d'Omélas* (1973), me semble pertinente. Omélas est une ville pleine de richesses, de beauté, de joie, sauf pour un enfant aveugle, enchaîné dans un sombre trou, affligé par la saleté, la faim, les insectes, hurlant en permanence. Il est le totem et le souffre-douleur de tous les autres ; sa torture, ils se rassurent, est le garant magique de leur bonheur. « Ceux qui partent d'Omélas » sont ceux qui refusent cette sordide transaction, d'être heureux au prix de la dégradation de l'autre.

Pour moi, ma femme, dans son lit d'agonie, était l'enfant d'Omélas. Pour assurer la bonne conscience des opposants, et réduire les risques d'une légalisation de l'euthanasie, elle devait vivre jusqu'au moment où une multitude de peines s'accumulerait sur elle et l'écraserait. Comme un sacrifice humain à un dieu barbare.

Il ne faut ni en remettre d'autres à la place de Sophie, ni réformer

---

7 - Interview, le 7 juillet 2023.

la loi sur la fin de vie pour créer de nouvelles catégories de victimes. La tâche est loin d'être simple, mais une chose nous apparaît, au bout de cette enquête, comme une évidence : laisser la situation en l'état, sans agir, n'est plus une option. Le mal-mourir français est une réalité. Les demandes à mourir en sont la preuve : personne, en fait, ne demande réellement à mourir ; on demande juste que sa souffrance prenne fin.

C'est le non-dit obscène du débat sur la réforme : que l'euthanasie soit légale ou non, la fin de vie en France devient de plus en plus pénible pour un nombre de gens en constante augmentation. Même des opposants à l'euthanasie me l'ont dit : c'est certainement pour échapper à l'horreur prévisible que les gens veulent avoir l'option de mettre fin à leurs propres vies. Ils ont perdu confiance dans les affirmations de la médecine et de la religion, et ils voient que leurs proches n'ont pas les moyens de les aider. Le Dr Éric Fossier, spécialiste des soins palliatifs et de l'hospitalisation à domicile, l'a vu au cours de 40 ans d'expérience[8]:

> Dans beaucoup de services hospitaliers, dans beaucoup de maisons de retraite et dans beaucoup de situations à domicile, les conditions d'accompagnement de base en soins palliatifs restent indignes. Soit on ne sait pas manier les médicaments, soit on n'a tout simplement pas le temps de pouvoir passer trois fois par jour quand il faudrait, parce qu'il y a trop de travail... Bref, on fait ce qu'on peut, mais ce n'est pas assez. Et du coup, il y a beaucoup de gens qui se retrouvent à accompagner des parents, des conjoints dans des conditions très acrobatiques, et qui disent : « *Mais ça ne peut pas durer comme ça.* ». Et cette confrontation per-

8 - Interview, le 10 juillet 2023.

manente va peut-être nous encourager à dire, le moment venu : « *Moi, je n'ai pas trop envie de vivre ça. Je préfère choisir pendant que je peux* ».

Nous pouvons – nous savons déjà – mieux faire. Nous avons aussi, déjà, des lois qui auraient pu améliorer la situation, si on avait pris le soin de bien les appliquer. Au cours de cette enquête, j'ai ainsi découvert que dans le cas de Sophie, le personnel soignant a sans doute mal compris la loi dite Claeys-Leonetti de 2016, qui régissait son sort. Trop tard. Au moment où j'écris ces lignes, il est presque certain que nous aurons une réforme, encore une ; elles se sont succédé régulièrement depuis 1999, quand l'accès universel aux soins palliatifs était proclamé, sans que la promesse soit tenue[9]. Ce qui est moins certain, c'est que la réforme servirait à sortir de l'impasse où nous nous sommes fourrés. C'est la tâche à laquelle nous voulons contribuer avec ce livre.

LES ÉTAPES D'UN MARTYR

La Salpêtrière ressemblait à une zone de guerre – bâtiments délabrés, pancartes et bannières proclamant la grève, protestant contre le démantèlement du système de santé. Une foule de gens, la plupart âgés, se pressaient devant l'accueil du service neurologie comme des réfugiés d'un conflit armé. *Si c'est ici que nous allons chercher l'espoir...*

La neurologue qui examinait Sophie était jeune et très belle, et son visage avait la couleur et la froideur du marbre. L'examen terminé, elle dit d'une voix hésitante : « Eh bien, Madame... Vous

9 - Pour une discussion détaillée de ces réformes, voir chapitre 3.

avez la SLA ». Sophie fondit en larmes. La neurologue essaya de prendre sa main, et elle résista.

Je ne pleurai pas. J'avais décidé, à l'instant, que ma femme ne me verrait jamais pleurnicher sur mon sort, ni sur le sien ; elle aurait besoin d'un autre soutien, d'une autre force de ma part. J'ai réussi jusqu'au jour où elle laissa tomber un crayon sur la table, l'un de ces outils dont elle se servait pour peindre et dessiner. Perdre le contrôle de l'instrument, c'était se rendre compte qu'elle ne créerait plus, cette femme qui a gagné sa vie comme architecte, dessinant ses constructions à la main, se battant seule pour se faire une carrière, avec son charme, intellectuel et plastique, et ses talents comme toutes ressources. Finie, l'architecture, et finis, l'art, les esquisses et les tableaux dont elle remplissait nos murs. Elle pleura en hurlant, comme un bébé affolé, désespéré. Et je pleurai aussi, en sentant mon cœur se fendre, devant l'inconsolable douleur de la femme que j'aimais depuis un quart de siècle.

Cette annonce quasiment brutale – comment pourrait-elle être autrement ? – était une expérience typique pour les malades comme Sophie. Une étude récente [10] sur les gens qui reçoivent un diagnostic de Parkinson tabulait leurs déceptions : « *Cinquante pourcents des sujets disaient qu'ils étaient informés de leur diagnostic de manière peu ou pas du tout sensible* ». Une minorité a pu poser des questions et discuter avec le médecin. Un sur six aurait voulu plus de temps pour discuter, un sur huit n'a pas pu discuter du tout, deux sur sept « *ne voulaient pas ou ne pouvaient pas poser des*

10 - Schrag, A., Modi, S., Hotham, S. et al. « Patient experiences of receiving a diagnosis of Parkinson's disease ». *Neurol* 265, 1151–1157 (2018).

questions, et 4 % ne s'en souvenaient pas. » En effet, nous n'avons discuté de rien avant de prendre le prochain rendez-vous, sans doute parce que nous étions tous les deux absolument sonnés.

Je regardais la jeune neurologue et me dis : « *Quel boulot de merde elle a. Elle passe ses journées à prononcer des condamnations à une mort affreuse, sans pouvoir offrir la moindre guérison* ». Plus tard, l'aidante associative Nathalie Maka compléta, en parlant de l'une de ses amies qui dirige un service de neurologie : « *Le nombre de patients et de familles qu'elle a dû briser en donnant le diagnostic, ce n'est pas quelque chose d'anodin. On ne rentre pas chez soi, ayant brisé la vie de quelqu'un, en se prenant un verre et en regardant la télé*[11]. »

Puis nous rencontrons une assistante sociale et un psychologue. La première nous explique les aides auxquelles nous aurions droit, et les démarches à accomplir. Elles prendront du temps, nous a-t-elle prévenus.

Depuis moins d'une décennie, les aides se multiplient et se diversifient pour les malades et leurs aidants. Une chose n'a pas changé : entre 30 et 40 % des Français qui ont droit aux aides diverses ne les réclament pas. C'est très difficile de comprendre les raisons d'un tel désistement, mais les chercheurs s'accordent sur un point : il y a trop de démarches à faire, et trop peu d'informations pour guider les bénéficiaires.

Je confirme. Pendant 21 mois, je passai du temps presque chaque jour à remplir des formulaires, appeler des fonctionnaires et responsables des associations, trouver des soignants, organiser les

---

11 - Nathalie Maka est membre du Collectif Solidarité Charcot et Présidente de l'association Les enfants de la SLAF. Interview le 20 février 2023.

visites des auxiliaires... *Et si elle était seule ?* je me demandai. Je me rendis compte que le seul obstacle à une misère sans fond pour ma femme, c'était moi.

Notre cas était typique. Le profil d'aidant le plus récurrent, c'est le conjoint(e), suivi par les parents proches. Plus les liens entre le malade et les aidants sont tendus, et moins ces derniers sont prêts à accepter une charge qui risque de leur faire bien du mal, sur le plan de leur propre santé comme de leur avenir professionnel.

Pour beaucoup, il n'y a pas d'autres options. Les services des professionnels sont chers, et le sont d'autant plus à mesure que la présence et les soins sont fréquents. Quant à moi, j'étais aidé deux ou trois heures par jour, généralement par les femmes, nos voisines et parfois amies, de l'Alliance des familles rurales, ce qui nous coûtait quelques centaines d'euros par mois. Pour être remboursés en partie, nous sommes passés par la Maison des personnes handicapées (MDPH), qui a certifié, après examen de plusieurs certificats obtenus lors de plusieurs rendez-vous médicaux, que Sophie était handicapée à plus de 80 %.

Le reste du temps, on est seul devant une suite ininterrompue d'incidents plus ou moins affolants. Voici une histoire typique, dans laquelle je reconnais une partie du parcours de Sophie, recueillie par le CNSPFV (Centre national des soins palliatifs et fin de vie) :

> Très vite, lui si sportif et dynamique doit utiliser une canne puis un fauteuil roulant. Il ne peut plus sortir seul de son fauteuil, nécessite l'aide de son épouse, de l'un de ses enfants. Il n'a plus la force de se retourner dans son lit, de se laver seul. Son épouse cesse de travailler dès l'instant où le

diagnostic est posé et ne cesse de s'occuper de lui pendant 2 ans... Au bout d'un an et demi, il présente une atteinte diaphragmatique. « *On a senti que c'était la fin qui approchait* », a rapporté son épouse. Il accepte de participer à un protocole expérimental de stimulation diaphragmatique, ce qui nécessite au préalable une nuit d'hospitalisation pour polysomnographie. Les locaux ne sont pas adaptés, il n'y a pas de chaise roulante, pas d'accès en chaise à la salle de bain. Il contracte alors une pneumonie qui précipite l'aggravation de la maladie. Il supporte mal la ventilation non invasive, les fausses routes sont de plus en plus fréquentes [12].

Comment dire aux gens que c'est *ça* qui les attend ?

Le psychologue du service neurologique, habitué à des cas comme le nôtre, nous souriait en tenant sa pipe dans la main, et disait : « *Vivez comme vous l'avez toujours fait.* » Il se voulait rassurant, positif, encourageant. C'est le ton enjoué que l'on trouve sur maints sites web qui offrent conseils, infos et confort aux malades de la SLA. Sur ces sites, que j'explorais à l'époque, tout le monde sourit, pour souligner que les gens sont courageux et unis face à la maladie, qu'ils vivent des moments intenses et heureux d'amour et de solidarité. On y voit même un homme dans les dernières phases de la maladie, attaché à un brancard, emmené à travers les contrôles de sécurité d'un aéroport pour aller en vacances avec sa femme. La vue de cette aventure extravagante m'a déprimé encore plus.

Je n'ai jamais compris comment suivre les conseils du psycho-

---

12 - *Op. cit.*, « Les personnes atteintes de Sclérose Latérale Amyotrophique (SLA) et la fin de vie ».

logue. J'avais la certitude que l'on ne vit pas du tout comme auparavant avec une telle maladie. Et là, j'ai senti que nous serions livrés assez largement à nous-mêmes. Par la suite, nous avons quitté Paris, où notre petit appartement de deux pièces était devenu une cage pour Sophie, pour nous installer à la campagne. Côté médical, nous avons eu droit aux visites d'une équipe mobile de soins palliatifs toutes les deux semaines. Il y avait aussi des examens trimestriels à l'hôpital, où Sophie refusait les thérapies invasives, par exemple l'intubation de l'estomac, malgré le fait qu'elle avait de plus en plus de mal à avaler... et des consultations téléphoniques au besoin. L'unité hospitalière de soins palliatifs la plus proche se trouvait à 90 km, dans un département voisin. Vingt et un départements n'en ont pas.

J'avais raison de penser que pour l'essentiel, nous serions seuls, dans les longs intervalles entre les visites des médecins, psychologues et autres soignants et aidants. Or, c'est une maladie de tous les instants, qui demande une vigilance proportionnelle à la dégradation de l'autonomie du malade.

Bien avant sa fin « naturelle » – pour la SLA, « surnaturelle » serait un mot plus approprié, étant donné la violence, aussi mystérieuse qu'évidente, qu'elle inflige au corps – Sophie voulait quitter la vie. Arrivée là, elle ne pouvait plus se suicider, car la maladie avait déjà annihilé ses forces. Elle appelait à l'aide.

Deux mois avant la mort de Sophie, elle m'envoya un message – elle ne pouvait plus parler – me demandant de l'emmener en Belgique, où l'euthanasie est légale sous certaines conditions, comme un certain nombre de Français le font chaque année. Avec son frère, j'ai appelé le service de neurologie à l'hôpital, et je demandai à sa directrice une lettre à l'adresse d'un médecin belge, étape obligatoire pour une demande d'euthanasie. « *Vous n'avez pas besoin d'aller en Belgique* », répondit-elle. Je l'ai compris comme une promesse que Sophie serait endormie quand elle n'en pourrait plus.

Erreur. Son prochain examen à l'hôpital prédisait qu'elle vivrait encore des mois. Le rapport sur son séjour ne déclarait nulle part que son pronostic vital était engagé – condition nécessaire, dans la législation actuelle française, pour accéder à la « sédation profonde et continue »[13] , un moyen de laisser le malade mourir en dormant.

Et encore une erreur ? En interrogeant des experts en soins palliatifs pour ce livre, deux parmi eux m'ont spontanément expliqué que dans le cas d'une femme qui refuse la suite d'une ventilation artificielle, tout comme Sophie, le pronostic vital est bel et bien engagé par cette décision d'arrêt d'un traitement qui maintient en vie. « *Tout patient qui décide de mettre fin à un traitement qui le maintient artificiellement en vie peut demander une sédation profonde et continue jusqu'au décès* »[14] , me disait la Dr Carole Bouleuc. La loi Claeys-Leonetti définit les conditions : « *Le patient est en état d'exprimer sa volonté, il est atteint d'une affection grave et incurable, il demande l'arrêt des traitements mais cet arrêt engage son pronostic vital à court terme et est susceptible d'entraîner une souffrance insupportable* » [15]. Pour moi, c'était Sophie.

---

13 - Cette option existe, en principe, depuis la loi Claeys-Leonetti de 2016 : « *La loi affirme que toute personne a le droit à une fin de vie digne et accompagnée du meilleur apaisement possible de la souffrance. La loi reconnaît ainsi le droit du patient à une sédation profonde et continue jusqu'au décès associé à une analgésie.* « Ministère de la Santé, « Fiche pratique à destination des professionnels de la santé. ».

14 - Interview, le 6 juillet 2023.

Il me vient à l'esprit que pas une fois après la demande de mourir écrite de Sophie nous n'en avons discuté avec l'équipe soignante. Tout se passait comme si elle ne l'avait pas fait. Je me demande s'il s'agit d'une désorganisation de la médecine, face aux fins de vie toujours plus nombreuses et plus pénibles ; ou d'une hésitation d'entendre toute demande d'aide active à mourir. Que les personnels médicaux ne donnent pas suite sous forme d'euthanasie ou de suicide assisté se conçoit, puisque ce n'est pas encore légal. Que je ne fusse pas assez en forme pour insister en vue d'obtenir une discussion sur le sujet, et Sophie d'autant moins, c'est un constat. Je suis néanmoins étonné que cette conversation n'ait pas eu lieu. Elle aurait témoigné de considération, d'empathie et de bienveillance envers ma femme, au-delà des soins qu'elle a reçus.

Le Dr Fossier a bien ciblé l'une des conséquences : « *Beaucoup de demandes de réformer la loi tiennent essentiellement à une mauvaise application de la loi actuelle par les professionnels, qui entraîne des souffrances intolérables pour les patients et leurs familles* », m'a-t-il dit.

Sophie m'a demandé, alors, de mettre fin à ses jours.

C'est une demande que l'on entend dans des maisons où tout espoir d'une sortie digne a sombré, pour le malade comme pour les aidants. C'est aussi une confiance qui s'échange entre ceux qui ont accompagné leurs bien-aimés jusqu'au bord du gouffre. *On me l'a demandé.* Parfois, dans la clandestinité, avec l'aide

15 - beneficier de la sédation profonde et continue, accès le 21 juillet 2023.

d'un médecin compatissant, on accède à la demande. D'autres refusent, comme l'aidante Nathalie Maka, qui l'a entendue de son père, atteint de la SLA : « *Bien sûr, il me l'a demandé* », m'a-t-elle dit. « *Il me demandait de le tuer.* » Elle ne l'a pas fait, parce que son père était son « totem », disait-elle, son idole.

Moi aussi, j'ai refusé, quand Sophie m'a sollicité. Elle est morte sans aucun geste ou violence de ma part. Et j'ai honte de l'avoir ainsi condamnée à mourir toute seule, malgré ma présence à ses côtés.

À mes yeux, Sophie avait le droit de demander que je mette fin à sa vie. C'était sa vie, j'étais (et le suis toujours quelque part) son homme, et il n'y avait aucun autre moyen de mettre fin à l'emprise de la maladie, pas de moment pendant la journée où elle ne sentait la douleur et l'angoisse. Jusque-là, j'avais été témoin d'horreurs quotidiennes, surtout au moment des repas, où il y avait une chance sur deux que Sophie s'étouffe avant de finir son assiette. J'arrivais à gérer chaque incident. Un autre, semblable, ne tardait pas à arriver, ou une chute, ou une mouche qui visait sa bouche... Aucun malade ne peut supporter une telle suite de petites et grandes tortures, pendant les vingt mois qu'il lui fallut pour mourir. Et je savais que tant que la situation durerait, elle deviendrait encore plus terrible.

Pourquoi refuser, alors ? J'avais deux raisons, malgré ma conviction qu'accéder à sa demande serait juste et justifié.

La première, c'est que j'avais la quasi-certitude que si je la délivrais de son enfer, un jour ou l'autre, quelqu'un viendrait me poser des questions sur sa mort. J'avais bien le courage de partager son agonie, de me lever chaque matin en sachant parfaitement ce qui nous attendait, ce qui ne manquait jamais de se produire. Mais je n'avais pas le courage d'affronter une loi qui ne verrait en moi qu'un assassin. Comme Henri Seckel le faisait remarquer dans *Le Monde*, « *l'euthanasie est assimilable à un "homicide volontaire", qu'elle soit le fait d'un soignant ou d'un proche.* » Sans doute un jury aurait-il sympathisé avec notre cas, et aurait « *essay[é] à ne pas [me] condamner* » ; cela arrive fréquemment de nos jours [16]. Une condamnation à une peine symbolique serait le résultat le plus probable. J'aurais été, pourtant, fiché comme tueur.

Et si le procureur disait que j'ai voulu tuer ma femme pour en profiter d'une manière ou d'une autre ? C'est son rôle, d'esquisser une motivation susceptible d'assurer la condamnation. Peut-être pour renouer avec la maîtresse qui me confortait quand Sophie s'est détournée de moi ? Ou pour toucher à ses comptes en banque, où Sophie mettait la moitié de l'argent que je gagnais pour notre couple ? L'idée au départ était qu'elle ne devrait jamais manquer d'argent à elle, et qu'elle avait droit à sa part, étant donné toutes ses contributions à ma réussite... Mais sans doute j'aurais changé d'avis...

Il n'aurait pas manqué de mobiles potentiels pour m'enfermer dans une toile de soupçons. La rumeur aurait fait le reste du boulot. *Le voilà, l'assassin !*

Plus tard, je me rendis compte que des gens comme moi, qui acceptent d'aider leurs proches, peuvent ainsi devenir suspects pour d'autres intervenants, y compris des unités de soins palliatifs. De quoi ? Pas de vouloir consoler l'inconsolable, de récon-

16 - Henri Seckel, « Les juges face au dilemme de la fin de vie », *Le Monde*, 31 janvier 2023, p. 12.

forter et soulager nos malades, non, ça serait trop simple. Au contraire, certains opposants au droit de mourir osent clamer haut et fort que nous voulons pousser nos amours vers la mort pour notre propre confort et profit. Nous y reviendrons.

Il m'a fallu longtemps pour devenir conscient d'une autre cause de mon refus : je craignais de rater l'acte, et d'empirer la tragédie de Sophie en la laissant vivante et encore plus meurtrie. Je n'ai jamais tué, à part des insectes, des petits rôdeurs et quelques vipères. Je n'ai aucun instrument chez moi qui se prêterait à l'assassinat d'une femme, à moins de frapper ma victime avec un marteau ou une pelle, comme pour les serpents. Aucun circuit commercial dont je fais partie n'aurait des produits létaux à me vendre, non plus. Et à quelle dose faudrait-il servir le poison ? Même les médecins ratent ce coup-là de temps en temps, quand il s'agit d'endormir un malade.

J'aurais sans doute la capacité de trouver les réponses de la même manière que j'ai trouvé la maladie de Sophie, en cherchant dans les sources ouvertes. Je ne l'ai pas fait, et je crois savoir pourquoi : la volonté me manquait.

Ne craignons pas les mots, nous parlons de choses sérieuses. *Tuer ma femme.* C'est ce qu'elle me demandait. Comme dans une scène type que j'ai vue maintes fois dans le cinéma américain, le plus récemment dans Heat, un polar de Michael Mann : un gangster blessé gravement, mourant lentement et dans la douleur, demande le coup de grâce à un ami voyou. *Finish me off !*

On ferait ça pour de vrai, pas à un copain guerrier, mais à sa femme, à la femme qu'on aime ? La femme qui m'a sauvé la vie plus d'une fois, et de plus d'une manière ?

Depuis sa mort, mon opinion a changé sur ce point capital. Si j'avais su le faire, et si c'était légal, j'aurais donné à ma femme ce que personne d'autre, visiblement, n'était prêt à lui donner, ce qu'elle n'arrêtait pas de demander : sa mort. Si cela ne lui avait épargné que les terribles derniers jours, l'effort aurait valu le coup. C'est mon seul véritable regret, mon seul manquement à mes devoirs envers elle.

Je ne nie pas l'importance et la richesse des derniers moments d'amour et de tendresse, partagés au seuil de la mort. Mais une fois que tout a été dit, maintenir quelqu'un dans la prison qu'est devenue son corps, contre sa propre volonté, pour le plaisir de lui dire encore et encore *je t'aime*, n'est qu'une torture supplémentaire à son égard.

Voici à quoi ressemblait l'ultime phase de l'agonie de Sophie, cette « mort naturelle » dont les plus farouches opposants au droit de mourir chantent les louanges.

Sophie avait perdu un bon tiers de son poids ; elle pesait 40 kilos pour ses 160 centimètres, effrayante à regarder. Elle ne pouvait bouger sans aide, ni rien avaler, même un verre d'eau. Elle passait entre quatre et six heures par jour avec un masque de ventilateur sur son visage, à regarder un écran – son téléphone, où elle envoyait des images d'oiseaux exotiques, libres, à ses amis ; ou l'ordinateur qui la branchait sur Netflix. Elle regardait les séries les plus sanglantes, les seules dont le contenu dépassait la violence de sa maladie. Le ventilateur asséchait sa gorge, et la chaleur de l'air qu'il envoyait faisait pousser des mycoses dans sa bouche. Trois mois avant sa mort, un médecin notait lors d'un examen : « *Il est essentiel qu'elle augmente la durée de l'utilisation de la ventilation* », en s'endormant avec. Mais elle ne pouvait pas s'endormir ainsi.

Puis vint une nouvelle horreur : sa mâchoire se déboîtait à répétition. C'est arrivé d'abord chez nous, à plusieurs reprises. Après quelques minutes, le joint se remettait en place. Nous savions que ça serait bientôt pire, et nous avions raison. Lors de son seul et dernier séjour à l'hôpital – on l'a prise en charge pour me laisser un temps de répit – sa mâchoire sauta deux fois, gravement, au point qu'il fallut un médecin pour remettre l'os à l'endroit.

« *Et si ça arrive encore, chez nous ?* », ai-je demandé au moment où l'on remit Sophie entre mes mains. « *Que puis-je faire ?* »

On me dit, « *Appelez le SAMU.* » Voilà comment on apprend le métier d'aidant : de manière aléatoire, en se débrouillant entre les crises. C'est le destin de presque 6 millions de Français chaque année.

Le soir, une fois rentrés chez nous, sa mâchoire sauta à nouveau. Le SAMU arriva. Elle partit en ambulance. Je suivis en voiture. À l'hôpital, j'eus juste le temps de l'apercevoir et de signaler ma présence, à ma pauvre femme affolée, qu'ils avaient gardée derrière de lourdes portes qui se fermaient devant moi. Elle dut attendre le matin, dès que le spécialiste fut là, pour qu'ils remettent en place sa mâchoire. Je m'écroulai sur un brancard.

Le matin, ils ramenèrent Sophie à la maison ; je me souviens des brancardiers, deux hommes grands, jeunes et forts, qui balançaient Sophie comme un sac de pommes de terre. *Hé ! Attention à ma femme !* Encore cette cruauté de l'indifférence ou de l'inconscience envers les faibles. Les opposants au droit de mourir ont raison de dénoncer cette attitude largement répandue.

Ce soir-là, avant de tomber sur mon matelas au pied de son lit médicalisé, une sorte de cage sur roues, je donnai de l'eau à Sophie avec une petite cuillère, la seule manière de l'hydrater. Puis je lui dis : « *Excuse-moi, mon amour, je n'ai pas dormi pendant trois nuits, il faut que je me couche.* »

Tels étaient mes derniers mots à la femme que j'aimais.

À ma stupéfaction, je trouvai une scène identique dans un témoignage devant l'Assemblée nationale de Nathalie Gueirard-Debernardi, militante du droit de mourir, et auparavant aidante de son mari, mort de la SLA, médecin de son métier, à qui on a nié l'aide à mourir qu'il demandait [17] :

> Vous avez devant vous l'être que vous aimez qui dépérit tranquillement, qui souffre, qui gémit, qui est branché de tous les côtés, qui réclame qu'on l'aide à mourir, s'il peut encore parler, qui a le teint de plus en plus cireux. Quand vous, le proche, vous n'en pouvez plus et que vous dites : « *Je suis crevé, il faut que j'aille me reposer* ». Si vous saviez le nombre de témoignages que j'ai reçus à propos de cela. Vous rentrez chez vous pour aller vous reposer pendant quelques heures, parce que vous n'en pouvez plus, et... votre mari, votre femme, votre fille, votre fils, est mort pendant que vous n'étiez pas là. Cela fait que les gens se sentent terriblement coupables de ne pas avoir été là pour tenir la main de la personne qu'ils aiment, pour lui dire une dernière fois, par

17 - Assemblée nationale, Commission Temporaire « Fin de Vie ». Annexe au procès-verbal, jeudi 7 décembre 2017, p 8.

> le contact, par la parole, par le regard, qu'ils sont là. C'est terrible, la culpabilité que ressentent ces gens-là. Vous ne pouvez même pas imaginer. Et cela rend encore plus difficile le deuil à faire. C'est inhumain.

Au petit matin, ce jour-là, j'ai découvert Sophie déplacée à travers son lit. Ses yeux, empreints d'étonnement, regardaient fixement devant elle. Je me levai du sol et j'approchai ma femme. Aucun souffle, aucun battement de cœur. Des mouches sortaient de sa bouche. J'agitai ma main pour les faire s'envoler. C'est là que j'ai vu la touffe blanche de mycoses qui avaient envahi sa bouche à travers sa ventilation. Elle a raté une nuit de traitement à cause du voyage aux urgences. Il me venait à l'esprit que ma femme avait été habitée, affligée et affaiblie, jusqu'à sa mort, par une multitude de parasites. Et j'étais incapable de la sauver, d'effacer sa douleur.

Imaginez donc mon étonnement quand, plus tard, je lus dans un livre de Tugdual Derville, porte-parole d'Alliance VITA, opposants inconditionnels et absolus au droit de mourir (et à l'IVG, et au mariage homosexuel, etc.), que « *toute euthanasie ou tout suicide assisté impose aux proches impuissants un deuil brutal et particulièrement difficile à encaisser* »[18]. Me dire que cela aurait été encore plus brutal, et mon impuissance encore plus grande, si Sophie avait pu mourir avec mon aide avant de se désintégrer complètement, sonne pour moi comme un contresens absolu, une contre-vérité.

Il est courant, chez les opposants, de suggérer, plus ou moins

---

18 - Tugdual Derville, *Docteur, ai-je le droit de vivre encore un peu ? L'euthanasie et le suicide assisté démasqués.* Salvator, 2023, p. 66.

directement, qu'aucune demande de mourir n'est à prendre au premier degré. Il suffit, disent-ils, de prendre le temps d'écouter le demandeur, de déceler les vrais mobiles du malade – son sentiment d'avoir été abandonné, sa peur de souffrir encore plus – pour apporter les soins qui procurent l'apaisement.

C'est souvent vrai, en effet. La psychologue des soins palliatifs, Marie de Hennezel, a exploré le sujet en profondeur dans son livre *Nous ne nous sommes pas dit au revoir : le droit de mourir dignement* (2000), pour conclure que seul 1 % des demandes d'en finir sont maintenues « *quand la souffrance qui les motivait était reconnue et soulagée* ». Il se peut que des patients renoncent à maintenir leurs demandes, face au refus de les écouter[19], mais acceptons, pour le moment, qu'ils restent minoritaires. Et puis, Marie de Hennezel pose une question qui reste toujours sans réponse :

> Mais que faire du 1 % restant ? Que faire de ces malades dont on ne peut pas soulager les douleurs terminales, ou qui ne peuvent plus supporter l'attente de la mort et ne savent pas trouver le chemin de l'abandon ? Ils sont rares, semble-t-il, à résister au charme rassurant d'une équipe ou d'une famille... Mais ils existent [20].

Malheureusement, on fait toujours comme s'ils n'existent pas. Voici comment ça s'est terminé dans un autre cas de SLA

19 - Danièle Leboul, Anne Bousquet, Aline Chassagne, Florence Mathieu-Nicot, Ashley Ridley, Elodie Cretin, Frédéric Guirimand, and Régis Aubry. « Understanding why patients request euthanasia when it is illegal: a qualitative study in palliative care units on the personal and practical impact of euthanasia requests ». *Palliative care and social practice* 16. QR code : version française

20 - Marie de Hennezel, *Nous ne nous sommes pas dit au revoir : la dimension humaine du débat sur l'euthanasie.* Robert Laffont, 2000, p. 265.

rapporté par le CNSPFV:

> Devant la progression rapide de sa maladie, il adhère à l'ADMD [Association pour le droit de mourir dans la dignité] avec une demande explicite d'aide active à mourir. Ses enfants le soutiennent dans cette démarche. Il reçoit la visite d'un médecin suisse mais il n'est alors plus transportable. À la toute fin, il tente d'obtenir une aide médicale à mourir auprès de son médecin généraliste en vain : « vous semblez aller bien, vous avez encore plein de choses à vivre »[21].

Les opposants ne veulent pas entendre parler de la souffrance indélébile. La douleur « réfractaire », qui résiste aux analgésiques et sédatifs, est « rarissime », assure Tugdual Derville. Malheureusement, selon lui, reconnaître l'incapacité de la soigner, c'est offrir « *un passeport pour la mort, mais aussi une incitation à l'abandon*[22] ». Laurence Trochu, présidente du Mouvement conservateur, parti politique à la droite du Rassemblement national, va jusqu'à nier la réalité de toute souffrance intraitable :

> Nous avons la chance d'avoir une médecine efficace dont les progrès permettent la maîtrise de la douleur. Les promoteurs de l'euthanasie semblent vivre au Moyen Âge, avant toutes les grandes découvertes médicales ! Ils enferment les Français dans une fausse alternative : souffrir ou mourir. Quel mépris pour la recherche médicale et les soignants[23] !

---

21 - *Op. cit.*, « Les personnes atteintes de Sclérose Latérale Amyotrophique (SLA) et la fin de vie ».

22 - *Op. cit., Docteur, ai-je le droit de vivre encore un peu ?* p. 6.

23 - Sabine de Villeroché, « Entretien avec Laurence Trochu, Présidente du Mouvement conservateur », *Boulevard Voltaire*, 16 mars 2023.

Ce n'est nullement du mépris que de rappeler les faits. Les gens frappés par des maladies mortelles sont la proie de deux genres de douleurs distinctes. La première est physique. Que ce soit un cancer ou la SLA, la douleur suit l'évolution de la maladie. Cette douleur-là, les médecins sont largement en mesure de l'apaiser ou de la réduire, même s'il existe encore des formes réfractaires dans certaines circonstances. Mais il reste une catégorie de douleurs, souvent liée à la première, mais parfois distincte, que l'on ne peut pas toujours soigner. Il s'agit de la terreur d'assister à une détérioration majeure de soi-même, jour après jour, sans que personne ne puisse arrêter la chute.

La Dr Sophie Moulias, gériatre et spécialiste des questions éthiques à la Société française de gériatrie et gérontologie, y a fait face :

> Je ne peux pas vous dire aujourd'hui que je sais soulager toutes les douleurs. Il y a des patients pour lesquels je suis sûre que j'ai réussi à les soulager. Et puis un jour, pour une raison X ou Y, ils ont eu une angoisse, une nouvelle douleur, petite ou grande, je ne sais pas. Et ils se sont suicidés, ou ils ont fait quelque chose, qui a exprimé ça, ces personnes-là. Et je ne peux pas dire que j'ai réussi à contrôler leur douleur [24].

J'ai posé la même question, de la même manière, à cinq soignants responsables d'associations professionnelles qui ont signé une déclaration d'opposition à l'euthanasie médicale [25] :

---

24 - *Op. cit.*, interview.

25 - *Donner la mort peut-il être considéré comme un soin ? Réflexions éthiques interprofessionnelles sur les perspectives de légalisation de l'assistance au suicide et de l'euthanasie et leurs impacts possibles sur les pratiques soignantes.* 16 février 2023. Accès le 19 juillet 2023.

« *J'ai compris que vous pouvez bien soigner les souffrances physiques. Pouvez-vous en dire autant pour les souffrances psychiques ?* » Aucun des cinq n'a répondu par l'affirmative. Je n'étais nullement surpris. De la même manière, lors de la Convention citoyenne sur la fin de vie, plusieurs médecins en soins palliatifs ont bien voulu admettre que leur capacité à traiter la souffrance est limitée. Jean-Claude Flanet, opposé à l'aide active à mourir : « *Je crois qu'on a le droit d'admettre notre impuissance à pouvoir tout soulager, tout guérir, tout faire...* ». Lucille Roland Piègue le confirmait : « *Par l'accompagnement, on arrive fréquemment à apaiser une partie de la souffrance. On n'arrive pas à tout apaiser, ce n'est pas toujours possible*[26] ».

Il n'y a que dans l'univers des opposants les plus farouches que la souffrance n'existe pas, ou que si elle existe, elle ne saura résister aux traitements et à l'écoute. Chez les malades et leurs aidants, on risque de voir autre chose, selon Jérôme Tosun, médecin dans une équipe mobile de soins palliatifs, devant la Convention : « *On va aller à la rencontre des patients, des équipes, des familles de l'entourage, etc. Souvent, le mot qui revient en premier, c'est 'la souffrance', la douleur physique ou morale. Parfois, on a l'impression [que cela] prend toute la place* »[27].

Souvent, vers la fin, j'avais la même impression chez nous. Surtout quand nos visiteurs éclataient en sanglots en partant.

Face aux demandes persistantes pour une alternative au mal-mourir français, et à la rage et à la souffrance que leur déni provoque, l'opposition au droit de mourir a dérivé. Pour expliquer pourquoi des agonisants continuent à plaider pour

26 - *Op. cit.*, « La Promesse et le mirage des soins palliatifs ».

27 - *Ibid.*

une mort choisie, ils ont désigné les vrais ennemis des malades, des pousse-à-la-mort, avides et sournois. Il s'agit des aidants. Comme moi, et éventuellement, il y a de fortes chances, comme vous aussi.

LA DIABOLISATION DES AIDANTS

> *Cette année, j'ai reçu un de mes vieux patients, fragile mais pas du tout en fin de vie. Il avait été poussé par ses propres enfants à demander l'euthanasie. Une fois seul dans mon cabinet pour l'entretien, il m'a dit : « Docteur, est-ce que vous croyez que j'ai encore le droit de vivre un peu ? »*

Cette citation effrayante commence le dernier livre de Tugdual Derville. Il y promet que l'euthanasie et le suicide assisté seront « démasqués » comme des injustices, des fausses solutions, « *poussant vers la sortie [...] les souffrants, les "encombrants"* [28] ». Et voilà que le démasquage commence par les *usual suspects* – les familles ou conjoints des mourants. Cela ressemble étrangement à la tactique employée par certains avocats dans des affaires de viol : salir la victime pour disqualifier son témoignage. Car les aidants sont aussi les témoins privilégiés, ainsi que des victimes, de l'horreur qu'on inflige sur leurs bien-aimés au nom de la « mort naturelle ».

Chez Derville, les aidants sont dépeints comme des vautours qui planent autour des malades pour les déposséder de leurs derniers moments de vie. « *Rien d'étonnant* », prévient-il : « *l'interdit de tuer étant levé, les mentalités l'intègrent [...] des*

28 - *Op. cit. Docteur, ai-je le droit de vivre encore un peu ?* p. 12.

proches n'acceptent plus des fins de vie qui 's'éternisent' et font pression pour l'euthanasie[29] ».

Et si l'aidant prétend défendre les intérêts du malade, par exemple, ceux consacrés dans une directive anticipée ? C'est pour mieux le trahir, suggère Derville, en obligeant le malade à suivre une idée à laquelle il veut sûrement, forcément, toujours renoncer, si seulement quelqu'un de moins intéressé pouvait lui parler :

> On découvre combien la pression de la famille peut entrer en compte dans une demande d'euthanasie, quand un patient se retrouve « pris au mot » de ses anciennes convictions. Il ne demande rien, mais la famille revient à la charge, et remet en cause les soins palliatifs car la mort n'arrive pas assez vite pour eux[30].

C'est un argument aussi étonnant que décevant, de la part d'un auteur qui fait preuve d'un humanisme sincère sur bien d'autres points. Au lieu de « *retisser des liens* » entre les parents et conjoints « *face à la peur de se retrouver seul* » [31] devant la mort, comme nous le recommande vivement Tugdual Derville, de telles accusations les déchirent[32].

Doublement étonnant, car cette hostilité envers les aidants sépare les opposants à la réforme des tendances séculaires – c'est-à-dire, lourdes et longues – de la société française. En 2015, la

29 - *Ibid.*, p. 99.

30 - *Ibid.*, p. 86.

31 - *Ibid.*, p. 184.

32 - Nous avons demandé d'interviewer Tugdual Derville à plusieurs reprises, sans succès.

« loi relative à l'adaptation de la société au vieillissement » prenait en compte pour la première fois les contributions des aidants à la société, en leur donnant droit à une aide financière pour eux-mêmes [33]. C'était la reconnaissance du rôle grandissant qu'ils jouent dans les fins de vie françaises, à un moment où un quart des morts survient à domicile.

D'où vient ce mépris pour les aidants ? Je sais d'expérience que les faibles sont bien une proie pour certains de leurs prétendus amis. J'ai moi-même enquêté sur une affreuse histoire où l'aidante autoproclamée d'une vieille dame l'a séquestrée jusqu'à sa mort [34]. Au moment où j'écris ces lignes, une anthologie des nouvelles de l'autrice des polars à l'anglaise, Ruth Rendell, me montre plusieurs manières d'empoisonner un parent encombrant et fortuné. Tugdual Derville a écrit sa propre anthologie, tirée de l'actualité, où l'on voit soignants et parents à l'œuvre macabre dans sept affaires récentes [35].

Mais on ne trouve pas de preuve qu'une partie signifiante des aidants s'attaquent à la vie de leurs bien-aimés, particulièrement en faisant la promotion de l'euthanasie, du moins dans la littérature scientifique. Dans une étude canadienne sur un millier d'aidants, la moitié (53 %) affirmait que chez eux, c'est le malade qui évoquait l'euthanasie d'abord. Dans un quart des cas (24 %), le sujet était ouvert par un aidant proche [36]. Ce n'est

---

33 - Pour une introduction à cette loi.

34 - Mark Hunter, *Le Destin de Suzanne : La véritable affaire Canson*. Fayard, 1995.

35 - Tugdual Derville, *La Bataille de l'euthanasie : Enquête sur les 7 affaires qui ont bouleversé la France*. Salvator, 2012.

pas rien, mais ce n'est nullement une preuve que les aidants sont forcément des pousse-à-la-mort. Une étude française de 2022 confirme que la demande d'euthanasie peut bien venir des malades, pour lesquels c'est un moyen de se sentir « *ré-humanisé[s], allégé[s] du poids des sentiments d'indignité et d'inutilité* » [37]. On dirait donc que certains malades n'ont pas besoin de leurs aidants pour savoir s'ils veulent mourir plus vite.

Pourtant, Derville n'est pas le seul à crier haro sur les aidants. Treize organisations qui pratiquent les soins palliatifs ont publié le 16 février 2023, en pleine Convention citoyenne, une importante déclaration commune affirmant leur opposition à l'euthanasie médicale. Les médecins cités dans ce chapitre font partie de ces organisations. Le texte dénonce « *la capacité de pression que l'entourage immédiat peut avoir sur une personne dépendante en fin de vie.* » Il ajoute : « *Les équipes intervenant à domicile, qui intègrent le cercle intime de la personne et de son entourage sont particulièrement concernées et inquiètes des risques de dérives si [une réforme du droit de mourir] était adoptée* » [38]. Il insiste sur le caractère douteux des demandes d'en finir :

> La demande de mort peut venir de l'entourage, et non de la personne elle-même. « Elle serait mieux morte que dans son état actuel », « elle ne vit plus vraiment », « ce n'est

---

36 - Association des proches aidants de la Capitale-Nationale (APACN), Sondage automne 2017, Résultats et rapport.
Accès le 25 juillet 2023.

37 - *Op. cit.*, « Understanding why patients request euthanasia when it is illegal. ».

38 - « Donner la mort peut-il être considéré comme un soin ? Réflexions éthiques interprofessionnelles sur les perspectives de légalisation de l'assistance au suicide et de l'euthanasie et leurs impacts possibles sur les pratiques soignantes. » 16 février 2023, p. 21.

plus lui » : autant d'exemples de paroles adressées très fréquemment aux professionnels de santé en charge de soigner les personnes en fin de vie [39].

La lecture de ces phrases m'a fait l'effet d'un coup de poing dans la gueule. C'est donc l'image des aidants – de moi – que l'équipe de soins palliatifs (un médecin, une infirmière et une psychologue) qui venait chez nous avait en tête ? Qu'au lieu de soutenir ma femme dans sa dernière épreuve, je voulais qu'elle crève plus vite, plus seule, et encore plus triste ? Une responsable associative me l'a d'ailleurs suggéré, par sympathie maladroite : « *Tu seras soulagé quand elle mourra* », m'a-t-elle dit. Je répondis : « *Je n'ai pas hâte de voir partir ma femme* ». C'était d'autant plus incompréhensible, parce que sans cette équipe, je ne serais sans doute pas ici pour raconter l'histoire. Ils n'ont pas pu faire grand-chose pour Sophie (personne ne peut guérir une telle maladie), mais ils m'ont aidé suffisamment pour que je survive, avant et après son décès.

Pour en avoir le cœur net, j'ai demandé à cinq responsables des organisations signataires de la déclaration commune du 16 février 2023 : « *Avez-vous vu des aidants pousse-à-la-mort ?* »

Ils ont nuancé la réponse de manière convaincante : non, répondaient-ils, ils n'ont jamais, ou presque jamais, vu des proches aidants qui essayaient de forcer l'euthanasie sur leurs bien-aimés. « *Ce ne sont pas des conjoints* » qui le feront, assure la Dr Sophie Moulias. « *Plutôt [...] des liens plus genre beau-frère belle-sœur, des enfants avec lesquels il n'y a plus de lien* » [40]. Le Dr Jean-

39 - *Ibid.*, p. 20.

40 - *Op. cit.*, interview.

Louis Samzun, fondateur de l'association CLAROMED et généraliste depuis trois décennies, pense aussi que des parents ou relations plus distantes, dont la présence auprès des malades n'est qu'occasionnelle et courte, peuvent bien suggérer plus ou moins directement une solution rapide :

> Vous soignez quelqu'un. Vous avez un correspondant familial, une fille qui n'habite pas loin, que vous voyez de temps en temps. Et puis tout d'un coup, la situation se complique. Les autres enfants rappliquent et eux, ce qu'ils demandent est très différent de ce que demande la fille qui s'en occupe. « *Qu'est-ce que vous pouvez faire pour que ça aille plus vite ? Maman souffre, ce n'est pas possible. C'est plus elle.* » C'est une expérience courante en médecine de ville [41].

Pour Samzun, le contraste avec l'aidant proche est évident : ce dernier « *s'est organisé. Il voit comment les choses évoluent. Il est, d'une certaine façon, résigné.* » Surtout, m'a dit la Dr Moulias, il ou elle a choisi son rôle, au lieu de le subir : « *Il y a beaucoup de conjoints aidants qui m'ont dit : "Pour moi, oui, c'est dur, mais ce n'est pas un fardeau. C'est un choix, une volonté. Et c'est ma volonté. C'est mon choix de vie"* ».

À l'entendre, je pensais à une amie qui m'a dit : « *Tu as beaucoup sacrifié pour ta femme.* » Non, j'ai répondu, ce n'était pas un sacrifice. J'étais heureux de l'aider.

La Dr Carole Bouleuc m'a interpellé : « *Vous semblez avoir été un mari aimant jusqu'au bout. Mais est-ce qu'il vous est possible d'imaginer que tout le monde n'est pas comme vous ?* » Elle racontait :

41 - Interview, le 15 juin 2023.

> L'autre jour, je recevais une femme de 90 ans en consultation, atteinte d'un cancer métastatique. Veuve, elle est venue à ma consultation seule, et se plaint de la difficulté de sa vie quotidienne. Elle me confie qu'elle a trois enfants, dont un médecin qui n'a jamais essayé de me contacter, mais qu'elle ne souhaite pas les déranger. Je ne veux pas juger, parce que je ne connais pas la vie des gens. Mais bien souvent des personnes âgées avec symptômes chroniques et/ou une autonomie réduite me disent : « *Mais mes enfants sont trop occupés et ne peuvent pas s'occuper de moi.* » Ce que je constate, c'est que les proches ne sont pas toujours vécus comme une ressource, et qu'au sein d'une famille, il n'y a pas toujours de comportement de solidarité quand l'un est malade. Je me dis que si on installe une loi légalisant l'euthanasie et le suicide assisté, l'État valide cette organisation individualiste de la société d'une certaine façon[42].

Voilà, sans doute, ce qui sous-tend les attaques actuelles sur les aidants : une critique de notre société atomisée, indifférente, cruelle envers les « losers » et les gens vulnérables. Cette critique est valide en soi, mais elle ne saurait s'appliquer aux aidants proches. Au contraire : ce sont eux qui pallient, tant bien que mal, « *cette organisation de la société* ».

Dans ces circonstances, ce qui est étonnant, ce n'est pas que de temps en temps un parent profite de sa proximité avec le malade pour le faire disparaître. C'est que l'énorme majorité des proches aidants font pour leurs bien-aimés ce qu'une société entière n'arrive pas à faire – d'assumer l'horreur, et de vivre avec, quitte à en mourir à leur tour. Sans doute pour repousser

42 - Interview, le 6 juillet 2023.

cette évidence, certains font comme si l'exception, la violence des aidants envers les malades, deviendra la norme, une fois l'euthanasie autorisée. On répète, inlassablement, que l'homme est mauvais, qu'apporter la paix finale à un malade qui le réclame revient à donner un permis de chasse à ses parents. C'est prendre *Game of Thrones* pour la vie réelle.

On ne peut pas offrir une meilleure fin de vie aux Français sans le concours des aidants. On ne peut pas, non plus, comprendre la vraie étendue des dégâts occasionnés par le mal-mourir français sans saisir l'énormité de l'implication des aidants, et des effets secondaires de leur engagement.

Songez-y : ils sont 9,3 millions de Français et Françaises qui déclaraient « apporter une aide régulière à un proche en situation de handicap ou de perte d'autonomie » en 2021 [44]. Actuellement, un sixième des adultes français, et une personne âgée de 55 à 65 ans sur quatre, se retrouvent aidants. Quand vous sortez faire vos courses dans un hypermarché, il y a de grandes probabilités que vous croisiez l'un d'entre eux. Il y a aussi de fortes chances qu'un jour, vous soyez inscrit dans leurs rangs. Aujourd'hui, ils sont un million de plus qu'en 2008, signe de tendances inquiétantes. La marée des maladies chroniques, mortelles ou incapacitantes, est en constante augmentation ; les capacités humaines du système de santé sont en régression permanente. Entre les deux, les aidants font face au quotidien des malades.

Parmi eux, 5,7 millions sont au chevet des malades et handicapés *tous les jours* [45]. En comparaison, le système hospitalier ne

---

44 - Direction de la recherche, des études, de l'évaluation et des statistiques (DREES), Études et résultats, février 2023, N° 1255, p. 1.

45 - *Ibid.*

peut offrir que 387 000 lits aux Français [46]. Commentaire du Dr Éric Fossier, l'expert en soins palliatifs et de l'hospitalisation à domicile : « *Si on arrive à mettre en place un soutien à la maison, dans beaucoup de circonstances, les gens préfèrent ça, parce que les lieux d'hospitalisation conventionnels ne sont pas très adaptés à l'accompagnement, encore moins maintenant avec la pénurie des soignants* » [47]. Sans les aidants, des millions de Français handicapés, malades, en prise avec la démence, seront abandonnés à leur sort.

Au sein de cette catégorie d'aidants, l'immense majorité sont des conjoints ou conjointes, fils ou filles – des membres de la famille, par amour ou par lien du sang. La raison est évidente : personne, ou presque, ne voudrait prendre leur place. Parfois il n'y a que les aidants proches qui accepteront de soigner un malade, quand il s'agit d'une maladie aussi terrible que la SLA. Le CNSPFV évoque le « *malaise des professionnels face à la SLA [...] certains bénévoles de soins palliatifs n'osant pas rentrer dans la chambre de ces patients "emmurés mais lucides"...certaines USP [unités de soins palliatifs] refusent les patients SLA ou n'en acceptent qu'un seul à la fois au motif que ces sont des patients trop lourds [...] le réseau est aussi confronté à l'angoisse que la SLA provoque chez les soignants et auxiliaires de vie* » [48]. Y compris Emmanuelle Billing, une infirmière qui venait chez nous pour soigner Sophie, qui m'a dit combien elle était bouleversée et attristée par ce qu'elle y voyait.

Dans de telles circonstances, les aidants comblent la brèche, tant bien que mal. Pas besoin de pousser à la mort : pour se défaire de leurs malades, s'ils le voulaient, ils n'auraient qu'à

46 - *DREES Études et Résultats*, n°1208 (septembre 2021).

47 - *Op. cit.*, interview.

48 - *Op. cit.*, « Les personnes atteintes de Sclérose Latérale Amyotrophique (SLA) et la fin de vie ».

« démissionner ».

Sans doute, comme moi avant que Sophie ne sombrât dans son enfer, vous n'avez jamais pris soin quotidiennement de quelqu'un en prise avec une maladie grave. La situation ressemble à celle des parents qui viennent d'avoir un enfant, la joie et l'espoir en moins. Comme de nouveaux parents, l'aidant n'a pas été formé pour le boulot. Comme un enfant, le malade ne peut pas se déplacer, se nourrir, se laver sans aide. Comme avec un enfant, l'aidant reste alerte aux signes de danger : une chute, comme si un lourd sac tombait par terre ; l'étouffement, quand la nourriture tombe dans le mauvais tuyau ; et ainsi de suite, jour après jour, heure après heure. L'état de l'enfant, ses compétences et capacités, ses forces, se développent avec le temps, et ses parents peuvent enfin se reposer un peu. L'aidant d'un malade gravement handicapé n'aura que peu ou pas de répit. Il est menacé par un vrai épuisement, une sombre fatigue, paralysante et interminable.

On vit dans un temps suspendu, irréel, malgré la réalité de l'agonie de l'autre. On fait de son mieux pour l'aider à passer le temps en songeant à autre chose que l'horreur ; on raconte des blagues (l'apport de notre voisin Jean-Jacques, qui aimait Sophie comme une sœur), on lit des livres, on regarde un film ensemble, on prépare des plats qu'elle peut toujours avaler (la nourriture des grands malades est une peau de chagrin, il y en a toujours moins qui passe la gorge), on la soulève pour la mettre dans une chaise ou sur les toilettes en prenant soin de ne pas tomber ensemble (ça arrive), on essaie de lui faire comprendre qu'elle est aimée, à présent et toujours, malgré son état, malgré la maladie qui la bouffe jusqu'à ses cheveux comme un ogre, on fait comme si on ne voyait pas les ravages sur son corps.

Une nuit, elle me hurla dessus quand j'essayai de lui changer son pull ; j'avais perdu toute concentration en voyant qu'il ne restait qu'un petit bâton d'os couvert de peau où il y avait auparavant son bras.

On ne sort pas indemne d'un tel défi. Les aidants souffrent à leur tour, de la déprime, des blessures liées à leurs tâches et à leur état dégradé – comme cette nuit où j'ai saisi une bouteille d'eau dans la chambre de Sophie, et j'ai pris une gorgée avant de me rendre compte qu'elle contenait de la térébenthine. Je me demande toujours si ce n'était pas un acte manqué, qui m'aurait soustrait du naufrage de ma femme. L'étude canadienne de 2017 me suggère que c'est possible :

> C'est l'aspect psychologique de la santé des proches aidants qui est le plus durement mise à l'épreuve... Et plus les proches aidants sont impliqués et consacrent un grand nombre d'heures à la personne aidée, plus leur santé, tant physique que psychologique et financière, s'en trouve affectée[49].

La situation en France n'est nullement différente. La Dr Moulias le confirme : « *des proches qui parfois sont épuisés, qui parfois sont déprimés ou qui nous disent : "Là, vraiment là, ça serait bien de s'arrêter, parce que nous, on n'en peut plus." Parfois, parce que ça leur coûte trop cher.* » Surtout quand ils ont quitté un emploi pour aider le bien-aimé.

Au Canada, c'est plus d'un aidant sur deux qui évoque de tels dégâts – 54 % se retrouvent physiquement blessés, 59 % ressentent des séquelles psychologiques, et 42 % font face à des

49 - *Op. cit.*, APACN, p. 12.

problèmes financiers – avec une proportion encore plus élevée parmi les aidants âgés (30% ont plus de 70 ans) [50]. En France, l'épouse d'un homme atteint de la SLA, interrogée par le CNSPFV, est un cas assez typique :

> Le jour où il est tombé malade, j'ai abdiqué de tout. Pendant 5 ans, je n'ai eu aucune vie mais j'ai accepté... Le lève-personne, je détestais cet engin... Ses derniers 8 mois, il était comme un corps mort. Après 19 heures, il n'y avait plus personne, l'infirmière était passée et là c'était pour moi la nuit, il fallait le changer, le tourner, le retourner. Tous les jours il me disait : « je ne veux pas mourir, je veux rester avec toi ». Il a été hospitalisé une semaine en 2016 pour que je me repose. C'était une catastrophe, il ne me reconnaissait plus.

Le CNSPFV détaille la suite : « *Aujourd'hui, 4 ans après le décès de son époux, Christine D. témoigne de son épuisement physique qui perdure mais également des difficultés financières qu'elle doit encore assumer* [51]. » Une étude internationale sur les aidants confirme que c'est un cas typique : « *S'impliquer dans la fin de vie requiert des efforts physiques et psychologiques prodigieux, ainsi qu'une limitation conséquente du développement normal de la vie des aidants.* [53] »

Cela implique que le coût des fins de vies pour la société française est largement sous-estimé. Nous savons que la dernière

---

50 - *Op. cit.*, APACN.

51 - *Op. cit.*, « Les personnes atteintes de Sclérose Latérale Amyotrophique (SLA) et la fin de vie ».

53 - J. Martín Martín, M. Olano-Lizarraga, M. Saracíbar-Razquin, « The experience of family caregivers caring for a terminal patient at home: A research review », ***International Journal of Nursing Studies***, Volume 64 (2016).

année de vie des Français compte pour 11 % des dépenses de l'Assurance maladie [54] ; mais le prix des dommages parmi les aidants est inconnu, comptabilisé au fur et à mesure, sans que le lien avec une mort précédente soit forcément reconnu.

Il est exact que les malades culpabilisent de ces dégâts. Les soignants l'ont vu : « *Les professionnels de santé intervenant en EHPAD sont régulièrement confrontés aux demandes de mort de leurs patients qui peuvent encore s'exprimer, le plus souvent motivées... par leur volonté de ne pas nuire à leur entourage, de ne pas être un fardeau* [55]. » Le Dr Fossier y voit un raisonnement tragique de la part des malades :

> Dans notre société, il n'y a pas tellement de solidarité ni de financement pour faire en sorte que du côté des aidants, ça se passe mieux. C'est un petit peu mieux qu'il y a 10 ans, oui, mais le chemin est énorme. Donc les patients qui sont dans ces situations-là et qui voient la possibilité d'un retour à domicile, à condition que les aidants arrêtent de travailler, à condition qu'ils soient disponibles 24 heures sur 24, à condition que les enfants qui habitent loin se mobilisent... Ils voient bien que sinon, ce n'est pas possible. Ils peuvent décider que non, peut-être que pour ceux qui restent, il vaut mieux en finir. Ça sera plus simple pour tout le monde. Et c'est plutôt le ressenti des patients [57].

Est-ce que les aidants se servent de leur propre souffrance pour pousser leurs proches vers la mort, comme on l'a dit et redit au

54 - Guy Delande, « Évaluation médico-économique du coût de la fin de vie ». Bull. *Acad. Sc. Lett. Montp.*, vol. 49 (2018).

55 - « "Donner la mort peut-il être considéré comme un soin ? », p. 21.

57 - *Op. cit.*, interview.

cours de ce débat ? On imagine le spectacle : *Tu me fais mal, alors, crève !* Encore une fois, il s'agit très largement d'une illusion, sans doute à quelques exceptions près. Une étude sur les proches aidants fait remarquer qu'ils « *essaient de cacher leurs soucis, démontrant l'impératif d'être fort pour eux-mêmes et leurs familles* »[58]. Je m'y reconnais : me plaindre de mes petits maux – mes dents qui pourrissaient (pas de temps pour chercher un dentiste, après la galère pour trouver une kinésithérapeute et une orthophoniste pour Sophie), mes migraines, ma hernie, ma fatigue envahissante, le mal que j'avais à dormir et à rester éveillé, à manger normalement – m'aurait fait l'effet d'une honteuse parodie, car Sophie avait les mêmes symptômes en bien pires.

Il y avait pourtant des signes de détresse autour de Sophie, qu'elle ne pouvait nullement ignorer. C'est courant dans ces situations, me dit le Dr Fossier : « *Les patients ont aussi conscience de la complexité de la situation dans laquelle ils mettent leur entourage. Et pourquoi ? Parce que, dans notre société, il n'y a pas tellement de solidarité ni de financement pour faire en sorte que du côté des aidants, ça se passe mieux.* »

Marie-France, la sœur de Sophie, qui s'installa chez nous pour nous venir en aide, en une période où l'état de ma femme s'aggravait vite et de façon parfaitement visible, commençait à être épuisée et, paradoxalement, ne parvenait plus à dormir. Elle tomba dans l'escalier au milieu de la nuit. La chute provoqua un bruit sourd, énorme. Sophie et moi l'avons retrouvée sur le plancher, la tête auréolée de sang. L'effroi de Sophie, qui pouvait à peine se traîner jusqu'au lieu de l'accident, était atroce à voir. J'ai retrouvé

58 - Johannesen EJ, Timm H, Róin Á. « Caregivers' experiences of end of life caregiving to severely ill relatives with cancer dying at home: A qualitative study in the Faroe Islands ». *Scandinavian Journal of Caring Sciences*, 2023 (Mar 21), *p. 5.*

assez de présence d'esprit pour vérifier que Marie-France n'était pas morte, et j'ai appelé le SAMU. Marie-France a survécu ; elle porte toujours les séquelles d'une commotion cérébrale. Quant à moi, j'avais désormais deux malades à soigner, et plus pesante encore, la crainte que Sophie ne soit pas la seule personne à être menacée d'une mort prochaine.

Nathalie Maka, qui a aidé cinq de ses parents atteints de la SLA, et a conseillé des centaines de familles et malades depuis, a vu plein de tels « dommages collatéraux » (son expression) parmi les aidants, ainsi que des aidants qui fuyaient pour échapper au pire. Elle nous dit [59] :

> J'ai eu des aidants en détresse complète, vraiment au bout du rouleau. Donc il y en a qui sont partis. Il y en a qui ont fait appartements séparés et qui ont mis une prise en charge 24 heures sur 24 par des professionnels, pour ne venir que pour saluer et s'écarter de tout ça, parce que c'était trop pour eux. Mais j'ai eu plus d'aidants en détresse parce qu'ils n'arrivaient pas à apporter le soin maximum, avec ce sentiment de culpabilité, de ne pas être à la hauteur, de ne pas en faire suffisamment.

Ce sentiment de culpabilité. Je savais bien de quoi elle parlait. Mes hontes étaient multiples, à commencer par tous mes gestes maladroits ou incompétents. Personne (sauf exception) ne sait à la naissance, ou même au mariage, comment soulever un handicapé (l'astuce est d'éviter de tirer sur son bras en le

---

59 - Mark Lee Hunter et Angèle Delbecq, interview avec Nathalie Maka : « On nous met dans des postures bien plus difficiles, et on ne s'inquiète pas du tout des dommages collatéraux ». *Mediapart,* 14 mars 2023.

prenant par l'aisselle), comment utiliser une machine pour dégager une obstruction dans la gorge, se servir correctement d'un ventilateur, trouver la bonne position pour les coussins... une infinitude de gestes qui font la différence entre un moment de calme et des douleurs supplémentaires. Des opportunités toujours renouvelées, pour sauver momentanément la situation, ou l'empirer. Avec le sentiment, de plus en plus fort, que ce que l'on fait est carrément mauvais, car la douleur du malade ne s'estompe pas. Pas étonnant que les aidants se taisent, pendant et après l'épreuve de la mort d'un proche.

Nathalie Maka continuait : « *J'ai vu plus de conjoints qui voulaient à tout prix garder leurs femmes auprès d'eux et aller jusqu'au bout du bout, quitte à s'épuiser, peut-être même mourir avant elles* [...]

> Quelques cas de personnes qui étaient dans le déni total de leur propre état de santé, parce qu'ils savaient qu'ils étaient le seul rempart pour leurs proches. J'ai une famille, la dame avait 71 ans et le mari en avait 73. La dame avait donc une SLA, et lui, il avait le Parkinson. Donc il s'est complètement épuisé. Il n'allait pas à ses rendez-vous médicaux. Il faisait en sorte d'être là, de combattre sa propre maladie pour pouvoir être là pour sa femme. Et il en est mort avant elle. Elle l'a suivi de près.

Résumons : Tous les jours en France, des millions d'aidants s'engagent à leurs risques et périls auprès de leurs parents et proches, et assez souvent ils y laissent leur peau.

On pourrait y voir un amour courageux, désintéressé, pur. C'est à ça que j'ai aspiré, dans la certitude de l'échec dans la lutte contre la maladie. Mon seul espoir – « *Il faut de l'espoir* », m'a dit le mari d'une femme qui a vécu avec un cancer pendant vingt ans – c'était que Sophie meure en se sachant aimée. C'était la dernière offrande que je pouvais faire à ma femme. Je ne m'attendais pas à ce qu'elle me rende la pareille, et j'avais tort.

Juste avant la fin, Sophie a prévenu sa famille que j'allais mal, qu'il fallait me soutenir. Elle a compris que je sombrais, moi aussi. Dire qu'elle ne voulait pas être un fardeau serait encore un grotesque travestissement de la réalité, encore une manière de nier la volonté de cette femme. Du fond de son lit de mourante, enfoncée dans l'enfer de sa maladie, elle essayait de me sauver. Au lieu d'être pathétique, dépourvue de forces et de moyens, elle devenait héroïque. Elle disait à la maladie : « *Tu m'auras, mais tu n'auras pas mon mari !* » C'est ce qui m'a permis de savoir que j'avais été aimé, plus que je n'aurais jamais pu l'imaginer, par ma femme. Et de tenir après sa mort.

Plus tard, Nathalie Maka, qui a vu des scènes pareilles à plusieurs reprises, me le confirmait :

> C'est un acte d'amour. C'est en disant : « Moi, j'ai vécu de belles années avec toi. On se marie pour le meilleur et pour le pire, je n'ai pas envie de te faire subir le pire. » Quelqu'un qui sait qu'il va mourir offre la chance à la personne qui va rester de s'en sortir, c'est ce que j'ai ressenti à chaque fois.

Comment, alors, ne voir dans les aidants que des assassins plus ou moins manqués, des obstacles au sauvetage des mourants de leurs propres désirs d'en finir ?

Si le but ultime est de prévenir toute tentative de choisir sa mort, comme l'affirme Tugdual Derville – « *Nous militons pour qu'aucune catégorie des Français soit éligible au suicide... Cette prévention ne souffre aucune exception*[60] » – la tactique s'adapte. Elle permet d'éloigner les témoins intimes des volontés des mourants, de disqualifier d'avance leurs avis, opinions et expériences, d'écarter les désirs qu'ils transmettent de la part des malades. Puisqu'on a décidé, à la place du mourant, que son désir d'en finir ne peut être ni sincère ni honoré, ceux qui en font l'écho sont également suspects.

Et pendant ce temps, les aidants se débrouillent comme ils peuvent, avec les résultats que l'on sait : une population de plus en plus convaincue qu'il vaut mieux mourir que de survivre un peu plus longtemps au prix de la ruine – physique, mentale, et financière – de leurs entourages. Si on voulait faire la promotion de l'euthanasie, on ne procéderait pas autrement. Si la réforme à venir ne prend pas en compte de tels faits, au-delà des soins palliatifs – par exemple en soutenant la formation des aidants, et en fournissant une aide plus généreuse à ceux qui sont dans le besoin – elle ne vaudra pas grand-chose.

LA CATASTROPHE ANNONCÉE N'A PAS EU LIEU

Comme l'expérience de pays tels que la Belgique le prouve, une fois dépénalisée, la pratique de l'euthanasie devient incontrôlable et s'étend aux dépens des personnes les plus vulnérables, handicapées et âgées[61].

---

60 - *Op. cit., Docteur, ai-je le droit* [...] p. 185.

61 - The UN must recall that euthanasia violates fundamental rights.

C'est ainsi que le Centre européen pour la loi et la justice (ECLJ) – une organisation conservatrice dont nous parlerons dans le détail dans le chapitre suivant – définit ce que l'opposition au droit de mourir appelle les « *dérives* » de l'euthanasie légalisée. La Belgique est censée fournir l'exemple indiscutable de cette catastrophe annoncée, « *un anti-modèle pour la France* », nous dit Alliance VITA[62]. Si l'inverse est vrai – si l'euthanasie en Belgique a eu des effets bénéfiques pour les malades et leurs familles, et si la société belge n'est pas descendue dans une barbarie incontrôlée – les prophéties de calamité des opposants ne devront être considérées que comme des fantasmes.

La « loi du 28 mai 2002 relative à l'euthanasie » avait le mérite d'ordonner, dans son article 9, que des rapports bisannuels, à la fois chiffrés, analytiques et prescriptifs quant aux modifications éventuelles de la législation, soient soumis au Parlement. Donc nous avons des données assez détaillées sur son application – autrement dit, l'utilisation que les Belges ont faite de leur droit de mourir.

Les médecins jouent un rôle clé dans toute la procédure. Ils doivent s'assurer que la demande de mourir émane d'une personne « *capable et conscient[e]* » ; vérifier que la demande soit « *volontaire, réfléchie et répétée, et qu'elle ne résulte pas d'une pression extérieure* » ; et enfin, conclure que « *le patient se trouve dans une situation médicale sans issue et fait état d'une souffrance physique ou psychique constante et insupportable qui ne peut être apaisée et qui résulte d'une affection accidentelle ou pathologique grave*

62 - 20-ans d'euthanasie en Belgique un anti-modèle pour la France.

et incurable.[63]» Le texte insiste à plusieurs reprises sur le respect de la volonté du patient ; notamment, son médecin doit s'assurer de la « *persistance de la souffrance physique ou psychique du patient et de sa volonté réitérée* » d'en finir. Un autre médecin, sans lien avec le premier ou avec le patient, doit être consulté pour vérifier l'état du patient. D'autres consultations sont prévues avec l'équipe soignante et la famille dans le cas où le patient a fait une demande écrite, mais est désormais dans un état « *inconscient* », et ne peut plus réitérer directement sa demande.

Corinne Van Oost, médecin de soins palliatifs française, travaillant en Belgique, a parlé à la Convention citoyenne de son expérience de la loi :

> Moi j'étais contre [la légalisation], j'avais même fait une pétition contre au départ, et puis on est avec la loi, donc on n'oppose plus les choses. On se dit : « On est au service du patient, qu'est-ce qu'il veut ? » En soins palliatifs, comme soignant, nous sommes amenés à construire avec le patient sa fin de vie et sa mort. [...] On en discute les conditions concrètes avec l'objectif prioritaire d'éviter la souffrance, tout en respectant, bien sûr, ses valeurs et ses choix. Donc c'est de longues discussions qu'on a en tant que médecin, que ce soit traitant ou en soins palliatifs, avec le patient. [Depuis la légalisation de l'euthanasie] la mort par maladie fait beaucoup moins peur, parce que grâce à l'accompagnement, tout le monde s'y implique, les jeunes générations aussi. On voit beaucoup de jeunes qui viennent voir leurs

---

63 - Le texte complet se trouve ici.

> grands-parents parce qu'ils savent qu'ils vont être respectés jusqu'à la fin [64].

Ce n'est pas une procédure rapide, et on n'est pas euthanasié sur simple demande – de soi-même, ou de son entourage. On n'est euthanasié en Belgique, du moins en obéissant à la loi – il y a encore des euthanasies clandestines, aux risques et périls de ceux qui l'engagent – que si les conditions médicales et les volontés du patient s'accordent. À chaque moment de la procédure, le patient peut changer d'avis. Il y a des anomalies, bien sûr, et nous en parlerons. En attendant, au lieu de les mettre en avant, considérons d'abord le cas général.

En regardant de près les rapports bisannuels de la Commission fédérale de contrôle et d'évaluation de l'euthanasie (CFCEE), le premier fait qui saute aux yeux, c'est qu'année après année depuis 2002, de plus en plus de gens ont été euthanasiés. L'année dernière, ils étaient 2 966, ce qui équivaut à 2,5 % de toutes les morts en Belgique [65]. Parmi eux, 140 patients étrangers ont été enregistrés en 2020, 2021 et 2022 – l'origine du patient n'est pas systématiquement précisée dans la partie du dossier à laquelle la Commission a accès, le reste n'étant ouvert qu'en cas d'anomalie. Mais nous savons que quelques Français vont en Belgique chaque année pour se faire euthanasier, ce qui en dit long sur nos lois actuelles [66].

---

64 - Elle participait à la table ronde sur « la fin de vie à l'international », le 9 décembre 2022.

65 - Communiqué de presse de la Commission fédérale de Contrôle et d'Évaluation de l'Euthanasie – CFCEE, 17 février 2023 : Euthanasie – Chiffres de l'année 2022.

66 - Voir le livre d'Anne Bert, *Le Tout dernier été*. Fayard, 2017.

Pour Alliance VITA, « *ce chiffre tranche radicalement avec l'argument avancé en 2002 selon lequel l'euthanasie devait être seulement permise dans des situations exceptionnelles* ». C'est donc la première dérive, du moins si on accepte que « *l'interdit de tuer* », comme la « *prévention du suicide [...] ne souffre pas d'exception*[67] ».

Il est exact que seules 2 morts sur 10 000 en Belgique étaient dues à l'euthanasie en 2002, la première année de l'entrée en vigueur de la loi. Dix années plus tard, elles étaient 1 % – 953 personnes. Le plafond de 2 000 euthanasies par an a été franchi en 2015. Depuis, les totaux ont crû de presque 50 % encore.

Qui sont ces gens, alors, qui se croient dans une situation tellement « exceptionnelle » qu'ils veulent mourir ? Dans trois cas sur cinq (59,9 %, ou 1 776 personnes) en 2022, ils étaient atteints de cancers, « *surtout de tumeurs malignes des organes digestifs, des organes respiratoires, du sein et des organes génitaux (féminins et masculins)*[68] ». C'est quasiment le même pourcentage qu'aux Pays-Bas en 2021, selon les derniers chiffres disponibles[69]. En croisant ces données avec les chiffres de la mortalité, on apprend qu'en 2019 (dernière année accessible pour les chiffres de l'Organisation mondiale de la santé), plus de 27 000 Belges sont morts d'un cancer[70] ; cette année-là, 1 659 d'entre eux, ou 6 % du total, sont morts euthanasiés[71].

---

67 - Elle participait à la table ronde sur « la fin de vie à l'international », le 9 décembre 2022.

68 - *Op. cit.*, Euthanasie – Chiffres de l'année 2022.

69 - « Vierde evaluatie Wet toetsing levensbeëindiging op verzoek en hulp bij zelfdoding », ZonMw, mai 2023.

70 - Selon l'Organisation mondiale de santé.

Pour les opposants, c'est la preuve d'un engrenage mortifère. On peut également dire que jusqu'ici, la légalisation de l'euthanasie en Belgique n'a pas poussé les patients cancéreux à choisir, en masse, à mettre fin à leur vie, et l'ensemble des médecins à les y encourager.

Et les autres euthanasiés ? Un cas sur cinq (19,6 %) en 2022 concernait des « polypathologies ». Pour Alliance VITA, il s'agit de « *l'addition de pathologies en rien mortelles*[72] ». Pas prises séparément, sans doute, du moins dans l'immédiat. Mais il ne s'agit pas d'un rhume conjugué à une diarrhée, mais de cancers, de problèmes respiratoires ou cardiaques, et d'autres conditions chroniques et graves. Leur combinaison peut aboutir au même résultat que des maladies bien mortelles – une perte plus ou moins complète d'autonomie, des douleurs écrasantes, une angoisse lourde et permanente. Les traitements peuvent être assez complexes, car soigner un symptôme peut en aggraver un autre. La description que la CFCEE fait de l'effet des insuffisances rénales, qui sont impliquées dans un cas sur cinq, est éloquente. Elles compliquent ...

> le traitement d'autres affections évolutives chroniques comme l'insuffisance cardiaque. Certains de ces patients ont été dialysés mais ont mis fin à leur dialyse en raison de la forte détérioration de l'état général et de la forte fatigue

71 - Communiqué de presse de la Commission fédérale de Contrôle et d'Évaluation de l'Euthanasie – CFCEE.
3 mars 2020 : Euthanasie – Chiffres de l'année 2019.

72 - *Op. cit.*

> que cela entraînait. C'est l'absence d'amélioration et la dépendance croissante aux soins qui ont été les éléments déclencheurs de leur décision[73].

Une étude suisse[74] menée sur 21 cas de demandes de suicide assisté par des gens affligés de cette manière décrit ainsi leurs situations :

> les motifs de leur demande étaient liés à des souffrances physiques sévères, qu'il n'était pas possible de rendre tolérables par des moyens médicaux, malgré toute la bonne volonté des soignants, ou de souffrances psychiques, qui toutefois n'étaient pas de nature à altérer leur capacité de discernement.

On peut dire que ce n'est pas suffisant – que rien ne suffit – pour justifier une euthanasie ou un suicide, comme Alliance VITA. On peut aussi dire que l'on n'a pas le droit de décider ce qui est absolument intolérable pour un autre ; c'est bien l'un des enjeux du débat actuel.

Quoi qu'il en soit, toutes les procédures de l'euthanasie légale, dans toutes les juridictions que nous avons examinées (Belgique, Pays-Bas, Suisse) requièrent un tel jugement de la part des médecins, au-delà de la volonté des individus. Il se trouve que les autorités rejettent des demandes ; dans l'étude suisse, 5

---

73 - Institut européen de bioéthique, « Analyse du dixième Rapport de la Commission Fédérale de Contrôle et d'Évaluation de l'Euthanasie aux Chambres Législatives Années 2020 et 2021 ».

74 - Zaré, Maryan, Cristian Palmiere, Jérôme Sobel, Romano La Harpe, and Sandra Burkhardt. « L'assistance au suicide en Suisse dans le contexte de polypathologie invalidante irréversible ». *Revue médicale suisse* 128 (2007).

demandes sur 21 étaient ainsi refusées. Aux Pays-Bas, c'est un processus qui va dans le sens d'une plus grande sympathie pour les demandeurs : « *en 2021, 67 % des demandes ont été acceptées, contre 55 % en 2015, 45 % en 2010 et 37 % en 2005* ». Cependant, « *cette tendance [à la hausse] s'est systématiquement inversée* » pour les patients atteints de maladies psychiatriques, de démence et d'accumulations de maladies liées à l'âge[75]. Là aussi, pas de dérive avérée, sauf si on considère que la variation dans l'application des lois sur l'euthanasie est en soi une dérive, et non pas le résultat de facteurs culturels – par exemple, plus de Flamands que de Wallons se font euthanasier en Belgique – ou tout simplement humains.

En Belgique, encore 9 %, 264 euthanasies au total en 2022, relevaient des « *maladies du système nerveux* », comme la SLA[76]. Rien de surprenant : cette proportion correspond à la mortalité causée par ces afflictions. Dans cette catégorie de demandeurs, on trouve le pourcentage le plus élevé de demandes faites à l'avance – dans l'argot de la CFCEE, à « non brève » échéance de la mort. Pas moins de 43 % des euthanasiés dans cette catégorie ont déclaré leur désir de mourir bien avant que leur pronostic vital annonce leur « mort naturelle ». Pour les polypathologies, ils étaient 41 %. Par contraste, pour les cancers, seuls 16 patients sur 1 760 avaient fait une demande précoce.

Pour l'essentiel, la loi du 28 mai 2002 fonctionne comme prévu : elle permet aux gens sans espoir d'abréger leurs agonies, et aux gens qui sont arrivés au bout des soins utiles d'en finir, sous le

75 - ZonMw, "Vierde evaluatie Wet toetsing levensbeëindiging op verzoek en hulp bij zelfdoding", mai 2023.

76 - *Op. cit.*, « Euthanasie : chiffres de l'année 2022 ».

contrôle des médecins. Dans cette perspective, il n'est nullement surprenant que de plus en plus de gens veuillent s'en servir. Pourquoi songer à l'euthanasie, si l'on sait d'avance que ce n'est qu'une torture de plus ?

Une autre méthode des « anti » pour prouver les dérives est de regarder les défaillances relevées par et à propos de la CFCEE. En effet, sur 27 222 « déclarations » (le terme pour les demandes en Belgique) examinées depuis 2002, la Commission n'a relevé qu'un seul cas problématique, transféré à la justice en 2015. Si pour certains, cette donnée prouve le professionnalisme des médecins qui pratiquent l'euthanasie, pour d'autres, c'est le signe d'un contrôle trop laxiste. Regardons encore de plus près.

Dans le rapport 2022 de la CFCEE, 70 % des déclarations ont été acceptées d'emblée. Pour les 30 % restants, la Commission a décidé la levée de l'anonymat de leurs auteurs afin de demander un complément d'information au médecin déclarant. Qu'est-ce qu'ils ont trouvé ? Dans la grande majorité des cas, il s'agissait d'informations manquantes ou mal remplies. Mais :

> Dans de rares cas, les déclarations ont été acceptées par la Commission bien que l'un ou l'autre point de procédure n'avait pas été suivi à la lettre, mais en s'assurant à chaque fois du respect absolu des conditions essentielles de la loi (demande volontaire, réfléchie et répétée d'un patient conscient et capable, souffrance constante, insupportable et inapaisable, résultant d'une affection grave et incurable, la situation médicale étant sans issue).

En somme, il semble bien que les Belges aient pris leur loi au sérieux, et ont veillé à son bon fonctionnement. Ce n'est nullement surprenant. Le débat autour de l'euthanasie en Belgique a été (et reste) féroce, et la CFCEE sait qu'elle est suivie attentivement par ses détracteurs. Elle a intérêt à s'assurer qu'elle est toujours entre les clous.

JEU DE CHIFFRES AUTOUR DU SUICIDE

Le médecin néerlandais Théo Boer est souvent cité par les opposants français. Cet ancien avocat de l'euthanasie a changé d'opinion, notamment à cause d'une déception qu'il raconte dans une tribune au *Monde*[77]:

> La logique de beaucoup consiste à dire que l'aide à mourir réduira le nombre de suicides violents et traumatisants. Si c'était vrai, ce serait un argument de poids en faveur d'une modification de la loi. Mais les statistiques néerlandaises disent tout autre chose. Alors que le pourcentage d'euthanasies dans le nombre total de décès est passé de 1,6 %, en 2007, à 4,8 %, en 2021, le nombre de suicides a également augmenté : de 8,3 pour 100 000 habitants, en 2007, à 10,6, en 2021, soit une hausse de 27 %.

En effet, le nombre total de suicides aux Pays-Bas a crû presque constamment entre 2007 et aujourd'hui. Mais le chiffre de 2007 a été le plus bas jamais répertorié depuis 1950. En 2002, année de la dépénalisation de l'euthanasie, cet indice était déjà à 10,3 suicides pour 100 000 habitants. Depuis, la part des suicides

77 - Théo Boer, « Fin de vie : Ce qui est perçu comme une opportunité par certains devient une incitation au désespoir pour les autres ». *Le Monde*, 1er décembre 2022.

dans la mortalité néerlandaise varie entre 0,06 et 0,08 % du total[78]. La tendance est donc assez constante, et on a du mal à voir comment l'imputer à l'euthanasie, surtout parce que la part des suicides parmi les jeunes, qui sont relativement peu éligibles pour la procédure, a largement augmenté pendant la dernière décennie[79].

En revanche, il est intéressant de regarder le nombre de suicides dans les tranches d'âge plus élevées. En 2020, les gens âgés de plus que 80 ans comptaient pour 24,8 % des euthanasies aux Pays-Bas (et 38 % en Belgique[80]). Et là, on constate une baisse des suicides pour les Néerlandais gériatriques depuis la légalisation de l'euthanasie. Sur la période 1995-1999, cette population comptait 19,3 suicides pour 100 000 habitants ; en 2020, ce taux était de 15,2, une réduction de 22 %[81]. Le vœu de Théo Boer semble avoir été exaucé, du moins en partie.

---

78 - Tanja Traag, Jan Hoogenboezem, » Zelfdoding in Nederland: een overzicht vanaf 1950 ». Centraal Bureau voor de Statistiek, 18 août 2021.

79 - Sabine Sessou, « Le suicide des jeunes en hausse aux Pays-Bas et en Belgique ». *La Croix*, 21 janvier 2022.

80 - CFCEE, « Dixième rapport aux chambres législatives, années 2020-21 », 8 décembre 2022, p. 15.

81 - *Op. cit.*, « Zelfdoding in Nederland: een overzicht vanaf 1950 ».

DE L'USAGE DES EXCEPTIONS

En regardant les critiques des opposants français envers l'euthanasie en Belgique, on constate qu'ils se focalisent sur des anomalies, des cas limites, où les frontières de l'acceptable sont repoussées. Pour eux, ces cas sont révélateurs de la tendance innée et inévitable de la dégénérescence de l'euthanasie en massacre des faibles, vulnérables et inutiles.

Ainsi, Alliance VITA parle de la Belgique : « *plusieurs dizaines d'euthanasies sont pratiquées chaque année pour des pathologies mentales (dépression, autisme...)* » [82].

Voilà une parfaite illustration de la fameuse « *pente glissante* » des dérives... mais elle est invérifiable, du moins dans son entièreté. Il y a certainement des gens qui sont euthanasiés à leur demande pour des souffrances psychiques, 169 au total en 2020-22 [83]. Mais le seul cas connu – pas « *plusieurs dizaines* », et pas « *chaque année* » – impliquant l'autisme en Belgique fut celui de Tine Nys en 2010. Elle faisait état de « *souffrances psychiques insoutenables* », et demandait d'être euthanasiée. La Belgique et les Pays-Bas étaient les seuls pays où l'euthanasie était permise pour cette raison. Diagnostiquée borderline, Tine Nys avait déjà tenté de se suicider. Ce n'est qu'après sa demande, et peu de temps avant sa mort, qu'elle a bien été diagnostiquée comme autiste. Par la suite, ses sœurs ont porté plainte contre les deux médecins et la psychiatre qui avaient autorisé son euthanasie. C'est devenu le procès, non seulement des accusés, mais aussi

82 - *Op. cit.* « 20 ans d'euthanasie en belgique un anti-modele pour la France ».

83 - *Op. cit.*, CFCEE, chiffres 2020-21, 2022.

de la loi du 28 mai 2002. En 2020, un jury a acquitté les trois accusés – déclenchant ainsi les applaudissements de la foule rassemblée dans la Cour d'assises de Gand – mais le médecin qui a administré le produit létal à Tine Nys était encore poursuivi sur le plan civil. Le résultat de cette procédure n'est pas connu à ce jour [84].

Depuis, l'idée que les Belges euthanasient systématiquement leurs autistes est régulièrement invoquée par les opposants, notamment en 2021, quand Monseigneur Michel Aupetit, archevêque de Paris, déclarait au micro de France Inter : « *J'ai encore eu un exemple de Belgique il y a peu de temps, quelqu'un m'a écrit pour me dire que des parents emmenaient leurs enfants autistes se faire euthanasier.* » Alertée par des lecteurs ahuris, *La Voix du Nord* a enquêté. Le journal citait Jacqueline Herremans, avocate, présidente de l'Association pour le droit de mourir dans la dignité (ADMD) en Belgique, et membre du CFCEE : « *Un mineur présentant des troubles psychiques, que ce soient par exemple des troubles de l'alimentation ou une forme d'autisme devra nécessairement attendre sa majorité pour que sa demande puisse être entendue* » [85]. Il s'agissait donc d'une rumeur, une fausse information.

L'autre grand scandale de l'euthanasie en Belgique, c'est l'affaire Tom Mortier. Sa mère, dépressive depuis environ quarante ans, a été euthanasiée en 2012 sans qu'il soit consulté. La patiente, qui n'entretenait plus de bonnes relations avec ses enfants, les

84 - Résumé documenté de l'affaire.

85 - Non l'euthanasie n'est pas utilisée en Belgique pour les enfants autistes. Accès le 24 juillet 2023.

a tout de même avertis par écrit sur les conseils de ses médecins. À la suite de deux procédures pénales infructueuses pour Tom Mortier, il se tourne vers la Cour européenne des droits de l'Homme (CEDH) en 2022, accompagné par les juristes d'ADF International, une ONG américaine spécialisée dans les questions bioéthiques, et sur laquelle nous nous pencherons plus en détail dans la deuxième partie du livre. Ils voulaient surtout que la CEDH juge la procédure d'euthanasie comme non conforme à la Convention européenne des droits de l'Homme. Ils ont été déçus sur ce point, comme l'a noté la CFCEE : « *la Cour valide les principes de dépénalisation de l'euthanasie* ». Pour la première fois, faisaient remarquer les opposants de l'European Centre for Law and Justice (ECLJ, dont nous parlerons également plus loin), la Cour s'est penchée sur l'euthanasie, pour confirmer que « *l'euthanasie en soi ne viole pas les droits de l'homme*[86] ».

La Cour a également affirmé que les conditions requises par la loi ont été remplies : le médecin qui a pratiqué l'euthanasie et deux autres psychiatres « *ont vérifié la lucidité de la mère du requérant, le caractère volontaire, réfléchi et répété de la demande, l'absence de pression de la part de tiers et ils ont fait état de souffrances insupportables et sans espoir*[87] ». En revanche, la Cour pointe des problèmes dans le contrôle a posteriori des euthanasies, liés à l'implication de certains membres de la CFCEE dans ces procédures. Réponse des intéressés : la CFCEE « *"prend acte" de [l'avis de la Cour] quant à la défaillance du contrôle a posteriori* », en précisant qu'un amen-

86 - Grégor Puppinck, « Euthanasie : La CEDH condamne la Belgique tout en validant son cadre juridique ». 4 octobre 2022.

87 - Cour européenne des droits de l'homme, Affaire Mortier c. Belgique (Requête no 78017/17), Arrêt. Strasbourg, 4 octobre 2022.

dement de la loi sera nécessaire pour y remédier[88].

Résumons : selon la justice, à travers cette affaire, l'euthanasie est cohérente avec les droits humains, les procédures sont respectées, et elles peuvent être améliorées. Qu'elles le soient.

Ce qui est extraordinaire, pour nous, c'est que les opposants à l'euthanasie se servent des cas exceptionnels pour crier à la corruption généralisée des mœurs, en acceptant ouvertement les « exceptions » aux réussites des soins palliatifs. Du côté de l'euthanasie, aucune défaillance, aucune injustice potentielle n'est acceptable ; du côté des malades qui n'en peuvent plus, aucune pitié réelle, substantielle, n'est permise. Ils ne sont à écouter que s'ils acceptent plus ou moins docilement leur terrible destin. Ils ne sont à accompagner que pour obtenir l'abandon de leurs volontés. C'est cette contradiction qui sape le respect dû à ceux qui sont animés par une foi humaniste et sincère, et qui nous a tous menés dans l'impasse où nous nous trouvons.

Je ne suis pas catholique, ni même chrétien. Ce qui ne m'empêche pas de lire la Bible, et d'aimer ce que représente le Christ – la miséricorde, la générosité, le courage de se battre pour un monde meilleur au prix de sa propre vie. Selon Saint-Jean, le Christ est mort pour nous après un long traquenard, en déjouant les pièges de ses ennemis, car son heure n'était pas encore venue, disait-il. En quelque sorte, il avait choisi le moment de son départ, en acceptant sa mission et son destin. J'ai du mal à comprendre pourquoi la meilleure manière de suivre son

88 - Communiqué de presse de la Commission fédérale de Contrôle et d'Évaluation de l'Euthanasie – CFCEE,
« 14 octobre 2022 : Euthanasie – Réaction de la Commission Fédérale de Contrôle et d'Evaluation de l'Euthanasie suite à l'arrêt de la Cour européenne des droits de l'homme Mortier c. Belgique »

exemple – ce que même un apostat comme moi est capable de faire, à sa manière – est d'infliger le martyr aux malades qui veulent en finir, et qui implorent notre pitié.

Je ne suis pas naïf, non plus, et je n'ai aucun espoir de persuader ceux qui mettent leurs principes au-dessus des réalités. Si j'étais un monstre, je leur souhaiterais de connaître, eux et leurs bien-aimés, ce qu'ont vécu ma femme et tous les autres dans une situation pareille. Mais je préférerais, et de loin, qu'ils n'en fassent jamais l'expérience. Ce qui implique qu'ils auront, le moment venu, l'option d'arrêter leurs souffrances, pour leur épargner le pire, ainsi qu'à ceux qui les aiment.

Dans notre prochain chapitre, nous nous penchons sur l'organisation de l'opposition militante au droit de mourir – un mouvement international, qui a pris la France pour cible ; un mouvement qui tient la République, et certains droits des Français, en horreur. Prévenir le droit de mourir, pour une bonne partie d'eux, est une étape nécessaire, mais insuffisante, vers la restauration d'un régime théocratique. C'est aussi un enjeu majeur de cette réforme.

Chapitre 2

AU CŒUR DE L'OPPOSITION

Par

Angèle Delbecq

avec

Mark Lee Hunter et Jean-Louis Touraine

L'OPPOSITION SE RASSEMBLE : LE LOBBY AMÉRICAIN ET L'AFFAIRE VINCENT LAMBERT

Les opposants à l'aide active à mourir sont en position de faiblesse, car minoritaires. Pour être à armes égales, ils avaient besoin de puissants alliés, dotés d'une stratégie et de finances. Ils les ont trouvés, surtout de l'autre côté de l'Atlantique.

Pour comprendre comment les conservateurs américains sont devenus acteurs dans une question de la plus haute importance pour la société française, il nous faut revenir sur l'affaire Lambert. Victime d'un accident qui le rend tétraplégique en 2008, Vincent Lambert finit par être déclaré en « *état de conscience minimale* » [89]. Cinq ans plus tard, son médecin conclut à une « *obstination déraisonnable* » des traitements, l'expression désormais arrêtée pour parler d'acharnement thérapeutique [90]. L'équipe médicale du CHU de Reims décide d'arrêter ses traitements, en accord avec sa femme, Rachel Lambert.

Ses parents, Viviane et Pierre Lambert, qui n'ont pas été consultés par l'hôpital, ne sont pas d'accord. Ils portent plainte auprès du tribunal administratif de Châlons-en-Champagne, qui ordonne de rebrancher le patient le 11 mai 2013. C'est le début de la bataille judiciaire entre les membres de la famille Lambert.

Du côté des parents, c'est Jean-Marie Le Mené, le président de la Fondation Jérôme Lejeune, qui prend les choses en main.

89 - CEDH, Cour (grande chambre), Affaire Lambert et autres c. France, 5 juin 2015.

90 - *Ibid.*

La mission première de cette association est de venir en aide aux personnes atteintes de maladies génétiques affectant les capacités cérébrales, telle la trisomie 21, une mission digne et essentielle. Leurs autres missions nous semblent moins incontestables.Avec un budget annuel d'environ 19 millions d'euros, la Fondation Jérôme Lejeune est un puissant acteur du lobby catholique conservateur en France, sur tous les sujets bioéthiques : anti-avortement, anti-euthanasie, anti-mariage homosexuel, anti-PMA. Contre tout libéralisme sociétal, en somme.

C'est ainsi qu'elle a engagé « une grosse partie » des frais de justice de Viviane et Pierre Lambert[91], soit environ 100 000 euros par an, a confié Le Mené à l'Agence France Presse, laquelle cite un communiqué de la fondation du 20 mai 2019 : « *Depuis le début de l'affaire Vincent Lambert, la fondation Jérôme Lejeune a payé quasiment l'intégralité des frais d'avocat des parents de Vincent*[92] ». Une version de ce communiqué est toujours sur le site de la Fondation, sans cette dernière déclaration. Désormais, la Fondation dit qu'elle « *soutient la famille de Vincent Lambert* », sans préciser comment[93].

Nous savons, toutefois, que la Fondation Jérôme Lejeune a fourni aux Lambert deux avocats.

Le premier, Me Jérôme Triomphe, est un chantre du catholi-

91 - « Un ami de Vincent Lambert lance un appel aux dons pour les frais de justice de son épouse », *Europe1.fr avec AFP*, 21 mai 2019.

92 - *Ibid.*

93 - « Scandaleuse mise à mort de Vincent Lambert » *fondationlejeune.org*, 20 mai 2019.

cisme très à droite devant les tribunaux. Il a défendu *Rivarol*, journal virulent de tendance maurassienne, des militants de la Manif pour tous, ou encore Anne-Sophie Leclère, la candidate du Front national condamnée pour avoir comparé Christiane Taubira à un singe… Il est également proche de l'Agrif, l'Alliance générale contre le racisme et pour le respect de l'identité française et chrétienne, composante historique du Front national. Il l'a représentée dans sept requêtes visant « *les actes délictueux de racisme antifrançais ou antichrétien* », selon le site web de l'Agrif. Les sept actions ont toutes été rejetées par les tribunaux [94].

L'autre, Me Jean Paillot, est le président des Associations Familiales Catholiques du Bas-Rhin, très investies dans les combats anti-avortement et anti-euthanasie. Il est directement lié à la Fondation Jérôme Lejeune, où il enseigne le droit de la santé et de la bioéthique lors de leurs « master classes ». Auparavant, il a été le trésorier du CFJD, le Centre français pour la justice et les droits fondamentaux de la personne humaine. Les statuts de l'association, désormais inactive, indiquent qu'elle réunissait des juristes développant des conseils juridiques et des actions en justice pour « *servir et promouvoir la conception chrétienne de la personne humaine et de la société* […] *et particulièrement* […] *la Vie et la dignité de la personne, de la conception à la mort naturelle* ».

Le CFJD était à l'avant-garde pour l'importation de la stratégie légaliste des conservateurs américains, qui partagent les mêmes buts et principes. Il a dessiné les liens actuels entre les membres de la nébuleuse catholique conservatrice : son vice-président

---

94 - « Signaler une agression », www.lagrif.fr, accès le 27 juillet 2022.

était Antoine Beauquier, avocat et aujourd'hui membre du conseil d'administration de la Fondation Jérôme Lejeune.

Et le président du CFJD ? Grégor Puppinck, l'actuel directeur du Centre européen pour le droit et la justice (ECLJ, selon son acronyme anglais), enregistré à la même adresse que le CFJD, et fidèle à la même ligne d'action. C'est à travers l'ECLJ que l'influence américaine surgit dans l'affaire Vincent Lambert, et par extension, en France.

L'ECLJ est la filiale de l'ACLJ, l'American Centre for Law and Justice, créé aux États-Unis en 1990 pour promouvoir une idéologie « *pro-life* » (pour la vie) à travers des actions en justice, aux moyens d'une manne financière importante. En 2021, l'ACLJ représentait 24,5 millions de dollars de revenus, dont près d'un million était destiné à sa succursale européenne. En dix ans, de 2011 à 2021, l'ECLJ a reçu environ 13 millions de dollars, soit près de 12 millions d'euros[95].

Le fondateur de l'ACLJ, Pat Robertson, a été reconnu à sa mort, en juin 2023, comme l'architecte du mouvement conservateur actuel aux USA. Télé-évangéliste au départ, il a ensuite lancé le *Christian Broadcasting Network*, un réseau chrétien promouvant un contenu radicalement réactionnaire dans un format emprunté aux médias « *mainstream* », qui put inspirer Fox News dans les années 90. En parallèle, Robertson œuvrait à la transformation du Parti républicain, pour que l'organisation devienne véritablement l'expression de la droite chrétienne.

---

95 - Form 990, Return of Organization Exempt From Income Tax 2022, via *ProPublica*.

Il rejetait, suivi par une proportion toujours plus grande des républicains américains, tout ce que d'aucuns considèreraient comme des progrès : « *L'agenda féministe ne concerne pas l'égalité des droits pour les femmes. Il s'agit d'un mouvement politique socialiste et antifamilial qui encourage les femmes à quitter leur mari, à tuer leurs enfants, à pratiquer la sorcellerie, à détruire le capitalisme et à devenir lesbiennes* », écrit-il en 1992 pour lever des fonds contre une initiative visant à renforcer la protection de l'égalité des droits dans l'État américain de l'Iowa[96].

Le président actuel de l'ACLJ, Jay Sekulow, a été l'avocat de Donald Trump, qu'il a représenté lors de l'investigation sur l'ingérence de la Russie dans les élections américaines de 2016, puis l'a défendu lors de sa première procédure de destitution (« impeachment ») en 2019-2020. Avec d'autres évangélistes radicaux, ils demeurent les plus fidèles soutiens de Trump, qui leur a « livré » une Cour Suprême n'ayant de cesse de démanteler les acquis progressistes de la loi américaine. Il est à noter que la célèbre décision du juge Samuel Alito dans l'affaire Dobbs v. Jackson, qui mettait fin au droit constitutionnel d'avorter aux USA, ciblait aussi le droit de mourir à six reprises : « *La Cour, dans l'affaire Roe* [v. Wade, qui a eu pour effet de légaliser l'avortement en 1973] *aurait pu dire de l'avortement exactement ce que* [l'affaire] *Glucksberg disait du suicide assisté : "Les attitudes envers* [l'avortement] *ont changé* [mais] *nos lois ont toujours condamné, et continuent à prohiber* [de telles procédures]" » .[97]En fait, le droit de mourir est reconnu dans 12 juridictions américaines. La for-

---

96 - Maralee Schwartz, Kenneth J. Cooper, « Equal rights initiative in Iowa attacked », ***Washington Post***, 23 août 1992.

97 - Voir le jugement, accès au 31 juillet 2023.

mulation du juge Alito peut être lue comme un symptôme de l'horreur que les conservateurs américains ressentent à l'idée même de l'aide active à mourir.

L'ACLJ se bat sur ces deux fronts et bien d'autres. Sous la direction de Sekulow, l'ONG a pour vocation de « *défendre la liberté religieuse, la liberté d'expression et le droit à la vie aux États-Unis et à l'étranger* »[98]. La plus importante de ses cibles, bien avant qu'elle ne prête main-forte aux actions françaises contre le droit de mourir, c'est l'avortement. « *Pendant plus de trente ans, les avocats de l'ACLJ ont présenté des arguments oraux, représenté des plaignants, et soumis des plaidoiries écrites à la Cour Suprême des États-Unis* », se félicitait l'organisation après la décision de la Cour de renverser le droit à l'avortement en 2022[99]. Son activisme judiciaire a été et demeure particulièrement intense au niveau des États fédéraux, où Sekulow et ses troupes ont « *travaillé main dans la main avec des législateurs pour* [...] *défendre des lois pro-life et s'opposer à des projets radicaux de loi en faveur de l'avortement*[100] ». L'organisation est particulièrement fière d'avoir défendu devant la Cour Suprême une loi du Texas qui donne aux « *citoyens privés le droit de poursuivre des centres d'IVG devant les tribunaux* », dans le cas où ces derniers auraient contribué à l'interdiction d'avorter[101]. La loi prévoit qu'en cas de condamnation d'une personne qui pratique

98 - Page twitter de l'ACLJ, accès le 25 juillet 2023.

100 - memo American Center for Law & Justice

99 - ACLJ, 30 juin 2022.

100 - Jordan Sekulow, « 50-State Guide To Engaging the Fight for Life ». July 1 2022.

101 - Grégor Puppinck, « L'ECLJ demande à la France de ne pas euthanasier Vincent Lambert », 2019.

l'IVG, le plaignant, qui n'est pas forcément directement impliqué dans la procédure, reçoit des dommages d'au moins 10 000 dollars [102]. On peut dire que c'est une nouvelle étape historique dans l'évolution de la délation.

En Europe, c'est donc l'ECLJ, arrivé en France en 1998, qui se charge de mettre la stratégie en œuvre. La méthode : profiter de l'attachement du système libéral à la diversification des points de vue pour intégrer les institutions européennes et internationales, et ainsi tenter de battre les progressistes à leur propre jeu. L'ECLJ intervient auprès du Conseil de l'Europe – particulièrement à la Cour européenne des droits de l'homme, du Parlement européen et de l'Organisation pour la sécurité et la coopération en Europe (OSCE). En 2007, l'ONG obtient son statut consultatif spécial à l'ONU (Organisation des Nations unies), avec le soutien du gouvernement conservateur de George W. Bush[103], soit neuf ans après son implantation à Strasbourg.

Une fois à l'intérieur des institutions, il noue des liens d'information, d'intention, et d'influence. « *C'est un boulevard !* », ironise Laurence Burgorgue Larsen, professeure de droit public à la Sorbonne, spécialiste des droits de l'Homme. Les quelques organisations et États conservateurs soutiennent l'intégration de ces nouveaux acteurs. Ainsi, l'ECLJ et la Fondation Jérôme Lejeune ont tous les deux un statut officiel à la fois au Parlement européen et à l'ONU.

---

102 - Emma Bowman,
« As states ban abortion, the Texas bounty law offers a way to survive legal challenges », National Public Radio, 11 juin 2022.

103 - Organisation des Nations unies, « Le comité des ONG recommande le statut consultatif général pour l'organisation"Coopération internationale pour le développement et la solidarité" ». Communiqué de presse, 30 janvier 2007, p.4.

L'ECLJ s'est allié à la Fondation Jérôme Lejeune pour porter l'affaire Lambert devant les plus hautes cours en Europe. Sur leur conseil, les parents de Vincent Lambert ont engagé des recours, en avril 2019, auprès de la CEDH (Cour européenne des droits de l'homme) et du Comité des droits des personnes handicapées, instance onusienne qui siège à Genève, chargée de veiller au respect de la Convention internationale des droits des personnes handicapées (CIDPH).

La CEDH rejette le recours. Le comité onusien, quant à lui, demande aux pouvoirs publics français de reprendre les traitements de Vincent Lambert, le temps qu'il puisse trancher sur le sujet. L'ECLJ s'en vante : « *L'ONU demande à la France de ne pas euthanasier Vincent Lambert*[104]». La Cour d'appel s'exécute et ordonne la reprise des traitements du malade. La tendance, jusqu'ici en faveur de Rachel Lambert, l'épouse du patient, change de camp. Une foule en liesse de soutiens aux parents de Vincent Lambert se réunit alors autour des avocats : « *C'est la remontada !* », s'exclame Jérôme Triomphe aux micros des journalistes[105].

La jubilation s'arrête un mois plus tard, lorsque la Cour de cassation annule cette décision. Pour la cinquième et dernière fois, l'arrêt des traitements est autorisé. La date est fixée au 2 juillet 2019.

---

104 - Grégor Puppinck, « L'ECLJ demande à la France de ne pas euthanasier Vincent Lambert », 2019.

105 - « « C'est la remontada. », La réaction de l'avocat des parents de Vincent Lambert fait polémique », *BFMTV*, 21 mai 2019.

La veille, l'ECLJ organise une intervention de Viviane Lambert à l'ONU. C'est le dernier recours. Encadrée de ses deux avocats, mais aussi de Grégor Puppinck et Xavier Ducrocq, neurologue et membre du Conseil d'administration de la Fondation Jérôme Lejeune, Viviane Lambert implore l'ONU : « *Personne ne nous entend, personne ne veut nous écouter*[106]. » Un an plus tôt, elle s'est adressée à Emmanuel Macron, à travers une tribune dans FigaroVox, qui s'est souvent manifesté comme l'un des soutiens à l'opposition au droit de mourir. « *S'il faut qu'il meure, ce n'est pas pour sa dignité : c'est par volonté euthanasique. Vincent va être sacrifié pour faire un exemple*[107] ».

Oui, mais un exemple de quoi ? Vincent Lambert n'aura pas été le martyr de l'euthanasie abusive, mais de la bataille légale qui a rythmé les débranchements et ressuscitations du patient. L'acharnement judiciaire de l'ECLJ et de la Fondation Jérôme Lejeune a renforcé l'acharnement thérapeutique. L'affaire Lambert montre, surtout, la capacité de l'opposition catholique conservatrice à faire front avec les franges les plus fondamentalistes de l'Amérique avec un but commun : remettre au centre du jeu politique l'idéologie chrétienne, aux moyens d'une lutte contre le progressisme sur tous les sujets bioéthiques.

L'affaire Lambert a permis à l'ECLJ non seulement de pénétrer en France, mais également de s'attaquer aux institutions européennes, à commencer par la Cour européenne des droits

106 - « Vincent Lambert : Nous agissons à l'ONU tandis que sa mort par déshydratation a repris », 1er juillet 2019.

107 - « Fin de vie : la lettre de la mère de Vincent Lambert au président de la République », *Le Figaro*, 11 avril 2018.

de l'homme (CEDH). « *Historiquement, ce sont les ONG libérales qui ont toujours été ultra puissantes* [à la Cour], *intellectuellement et quantitativement. Maintenant, peut-être qu'elles ont toujours l'avantage quantitatif, mais l'avantage qualitatif tout doucement, je trouve, est en train de changer de bord* », explique la spécialiste Laurence Burgorgue-Larsen. « *Vous voyez ce qui se passe à l'est de l'Europe* ».

En 2017, la Commission européenne enclenche, contre la Pologne (au sujet de réformes discutables sur la justice), le mécanisme de l'article 7 du Traité sur l'Union européenne, qui donne la possibilité de sanctionner un État qui ne respecterait pas ses valeurs fondatrices « *de dignité humaine, de liberté, de démocratie, d'égalité, d'état de droit, ainsi que de respect des droits de l'homme* », prévues par l'article 2 de la Convention européenne des droits de l'homme. L'année suivante, la Hongrie est également visée par cette procédure, suite à des atteintes aux droits des ONG, des médias et de la justice. Selon l'ECLJ, l'article 7 serait un « *instrument de pression politique*[108] ». D'autres faits qui ont donné lieu à cette pression sont recensés par Amnesty International[109] :

> Les Roms et les personnes LGBTI étaient toujours en butte à la discrimination. Les droits sexuels et reproductifs des femmes ont connu un important retour en arrière. Des enseignant·e·s ont été privés du droit de grève. Les renvois forcés illégaux *(pushbacks)* de personnes réfugiées ou migrantes se sont poursuivis en violation du droit eu-

108 - Patryk Regalski,
« Le Parlement européen (toujours) contre la Pologne »,
17 septembre 2020.

109 - amnesty.org.

> ropéen. La Cour européenne des droits de l'homme a jugé que la Hongrie avait violé l'interdiction des expulsions collectives. D'autres arrêts de la Cour n'ont pas été pleinement appliqués.

Pour Grégor Puppinck, « *aujourd'hui, le but principal des droits de l'homme n'est plus de protéger la liberté de mener une vie décente, mais de servir d'instrument pour imposer la révolution gauchiste aux pays qui la refusent. Malheureusement, elle est devenue un instrument de domination idéologique – plutôt que de protection – sur des pays comme la Hongrie et la Pologne*[110]. » C'était au Sommet transatlantique de Budapest, le 27 mai 2022, devant les représentants des gouvernements conservateurs du monde entier et les membres d'organisations catholiques partenaires, telles que l'Organisation internationale pour la Famille, encore des Américains, qui s'engagent en France et dont nous reparlerons plus loin dans ce chapitre. Grégor Puppinck propose un autre système de valeurs : « *Nous, chers conservateurs, sommes les seuls à pouvoir sauver les droits de l'homme de l'autodestruction. Parce que nous acceptons que Dieu existe, et qu'il a établi une loi naturelle en nous et au-dessus de nous qui est véritablement universelle et bonne*[111]. »

Pour voir comment ces principes pourraient s'appliquer à la France, examinons l'activisme de l'ECLJ en Pologne. En 2020, le pays interdit presque totalement l'interruption volontaire de grossesse (IVG), sauf en cas de viol, d'inceste, ou si la vie de la mère est mise en danger. Le texte d'origine prévoyait aussi une exception en cas de « *malformation grave et irréversible* »

---

110 -« The Corruption of Human Rights - Dr. Puppinck's speech at the Transatlantic Summit IV », 27 mai 2022.

111 - *Ibid.*

ou d'une « *maladie incurable ou potentiellement mortelle* » du fœtus ; ces dernières causes représentaient ensemble 98 % des interruptions volontaires de grossesse en Pologne en 2019 [112]. La dernière exception est finalement interdite par le Tribunal constitutionnel polonais le 22 octobre 2020. Six jours plus tôt, l'ECLJ adressait au Tribunal constitutionnel un amicus curiae, un moyen d'intervenir dans une affaire sans en être partie : « *Qu'il soit imposé par un État totalitaire ou encouragé par une société libérale, comme c'est le cas dans de nombreux pays aujourd'hui, l'eugénisme arrive au même résultat parce qu'il est basé sur le même postulat : une conception matérialiste de l'être humain dont la dignité est réduite à ses capacités physiques et intellectuelles* [113] ».

La campagne de l'ECLJ ne s'est pas arrêtée là. Cet organisme est également intervenu devant la CEDH pour répondre aux requêtes déposées par des Polonaises contre l'interdiction de l'avortement pour des raisons de santé relatives au fœtus. Il a donc lancé un appel à ses alliés pour soutenir ses observations [114] Parmi les 35 signatures nominatives, on reconnaît les noms de nombreux juristes, dont Jean Paillot, de la Fondation Lejeune, et onze autres qui avaient signé une pétition « *pour sauver Vincent Lambert* », publiée dans Valeurs actuelles en mai 2019. L'ECLJ était également soutenue par des organisations [115] : la

112 - Jakub Iwaniuk, « En Pologne, l'avortement devient quasiment illégal après une décision de justice », *Le Monde*, 22 octobre 2020.

113 - « Amicus Curiae Brief Submitted to the Constitutional Tribunal of Poland In the case K 1/20 », Grégor Puppinck, 16 octobre 2020.

114 - « Observations écrites soumises à la Cour européenne des droits de l'homme dans l'affaire K.C., K.B. et A.L. - B. contre la Pologne », Grégor Puppinck, septembre 2021.

FAFCE, une coalition européenne qui héberge les Associations familiales catholiques (AFC) françaises, et la World Youth Alliance, organisation américaine qui se vante de former la future élite conservatrice. La CEDH finit par rejeter les requêtes des plaignantes. Grégor Puppinck « *se réjouit de cette décision, et note avec satisfaction que la Cour partage l'argumentation que nous lui avions soumise dans nos observations écrites*[116] ». Ce qui n'est pas exact : la Cour a rendu une décision de principe, en disant que les plaignantes n'ont pas fourni suffisamment de preuves pour plaider comme victimes en tant que « *femmes en âge de porter un enfant* »[117]. Elle explique que « *ce n'est que dans des circonstances tout à fait exceptionnelles qu'un requérant peut se prétendre victime d'une violation de la Convention en raison du risque d'une violation future*[118] ».

La Pologne devient ainsi le pays européen le plus restrictif en termes d'avortement. L'ECLJ l'en a félicité, en 2022, dans son examen périodique universel pour l'ONU, un moyen par lequel les membres consultatifs de l'ONU peuvent examiner l'état des droits de l'homme dans les pays membres : « *Nous sommes fiers du travail de la Pologne pour faire respecter les droits de l'homme, et particulièrement dans la protection des enfants à naître*[119] ». Mais

---

115 - Guillaume Drago,
« [Tribune] L'appel de cent juristes pour sauver Vincent Lambert »,
Valeurs Actuelles, 16 mai 2019.

116 - « Échec cuisant du lobby de l'avortement à la CEDH »,
ECLJ, 8 juin 2023.

117 - « First section, decision, Application no. 4188/21 A.M. against Poland and 7 other applications »,
CEDH, 16 mai 2023.

118 - *Ibid.*

cela reste insuffisant : « *Nous souhaitons encourager la Pologne à aller encore plus loin. La valeur de la vie humaine ne dépend pas de la manière dont elle a commencé, et un bébé issu d'un viol n'a pas moins de valeur, et n'a pas moins le droit de vivre que n'importe quel autre. Ainsi, nous demandons à la Pologne de réformer sa loi pour la protection de la vie des enfants à naître sans exception* [120] ».

La France aussi a eu droit à son examen périodique universel de l'ECLJ en 2022. Cette fois, c'est un avertissement : la France est coupable de « *violation des droits de l'homme* » [121]. « *Depuis le dernier EPU* [Examen périodique universel], *la France a encore élargi l'accès à l'avortement* », écrit l'ONG [122]. Le délai pour une IVG est effectivement passé de 12 à 14 semaines au mois de mars. Le gouvernement français est alors sommé de « *prendre des mesures pour protéger la vie des enfants à naître* ». De toute façon, « *les États ont l'obligation de ne pas prendre part au meurtre intentionnel d'un être humain* ».

C'est pourquoi l'ECLJ se disait encore et toujours « *préoccupé par la volonté affichée de la France à légaliser l'euthanasie* ». Par la même occasion, il revient sur l'affaire Lambert : « *De façon scandaleuse, la France [...] a laissé M. Lambert mourir de faim et de soif* ». Pourquoi

---

119 - « Universal periodic review 41st session status of human rights in the Republic of Poland for the 41 session of the universal periodic review », ECLJ, novembre 2022.

120 - *Ibid.*

121 - « Violation des droits de l'homme par la France - L'ECLJ remet un rapport à l'ONU » 14 octobre 2022.

122 - « Statuts des droits de l'homme en République française pour la 43e session de l'examen périodique universel », ECLJ, octobre 2022.

cette obsession avec l'affaire Lambert ? En tout cas, elle a offert à l'ACLJ, à travers sa filiale, une porte pour s'attaquer à la fin de vie, mais aussi pour intervenir directement dans les politiques française et européenne.

Pour savoir comment l'ECLJ répartit son budget parmi les pays bénéficiaires, il faudrait pouvoir accéder à ses comptes en France... Impossible, comme nous l'avons vérifié en nous rendant sur place à Strasbourg. L'opacité de l'information réside dans les statuts de l'ECLJ, qui a décliné notre proposition d'entretien.

En plus de la proximité avec les institutions européennes, être domiciliées en Alsace-Moselle présente un autre avantage stratégique pour les organisations non-gouvernementales : elles ne sont pas soumises à la loi de 1901 qui régit les associations, et le Code civil local ne prévoit pas de contrôle des comptes de leurs associations. Strasbourg est une destination idéale pour toute association rêvant d'opacité. Elles peuvent le faire, avec un désir associé de transparence, mais ce n'est pas le cas de l'ECLJ.

LA STRATÉGIE LÉGALISTE AMÉRICAINE S'ÉTEND

En 2015, les forces américaines « *pro-life* » s'étendent en France et reçoivent le renfort de l'Alliance Defending Freedom International (ADF International), encore une succursale d'une fondation ultra-conservatrice américaine. Comme l'ECLJ, elle est basée à Strasbourg : elles sont à dix minutes à pied l'une de l'autre, le long du canal de l'Ill. Elles sont ainsi toutes proches des institutions européennes, qu'elles ont tour à tour intégrées pour diffuser les pensées catholiques et évangélistes.

En 2021, selon ses déclarations au fisc américain, le budget d'ADF International s'élevait à 6 millions d'euros [123]. Six fois plus, donc, que l'ECLJ. Les 7 millions d'euros additionnés des deux ONG représentaient 90 % de l'activité internationale de leurs deux maisons mères américaines. C'est en Europe que se trouve le théâtre principal de leurs actions.

ADF n'a pas non plus remis ses comptes annuels au greffe des associations. Nous savons cependant que la France a reçu 400 000 euros de la part d'ADF en 2021, grâce aux « formulaires 990 » du fisc américain que toute organisation associative doit remplir chaque année. Notons qu'ADF, tout comme l'ECLJ, fournit le minimum obligatoire de ces informations, ne donnant que des chiffres globaux, quasiment sans détail. Son budget en France est assez faible, mais ADF International est moins active que l'ECLJ dans les institutions et les tribunaux. Son rôle est plus important en amont, dans la formation des avocats et l'élaboration d'une stratégie de guerre culturelle.

Alliance Defending Freedom a dépensé 20,7 millions de dollars en 2021 pour « *équiper ses alliés à défendre et promouvoir au mieux la liberté de religion, et pour transformer les lois et la culture afin que la vraie liberté prospère* », d'après le dernier formulaire 990 disponible. Avec ADF International, elle a développé plusieurs formations accessibles à différents niveaux de compétences. L'Areté [sic] Academy est une formation en ligne destinée aux étudiants et aux jeunes professionnels qui souhaitent se spécialiser « *dans le droit, au gouvernement, dans les politiques publiques, les médias, les*

123 - Form 990, Return of Organization Exempt From Income Tax, ProPublica, 2022.

académies, et autres institutions qui forgent la culture[124] ». Un large éventail de recrutement, donc, mais un but unique : « *poursuivre l'unique appel de Dieu dans leur carrière*[25] ». La formation se termine par cinq jours de rencontre entre les élèves, car « *la construction de relations et de liens à long terme est une composante centrale de l'Areté Academy*[126] ». La Blackstone Legal Fellowship, ensuite, est une formation plus sélective pour les étudiants de grandes écoles de droit, partout dans le monde. C'est un « *programme intense de formation au droit constitutionnel, aux droits de l'homme et à la vision chrétienne du monde*[127] ». ADF International propose aussi la Veritas School, un contrat d'un an pour les jeunes diplômés, au sein de ses bureaux à Vienne, ou à l'ONU. Enfin, les avocats établis peuvent également rejoindre le réseau en participant au Sommet sur la liberté religieuse[128]. ADF possède, désormais, une liste de 4 700 avocats qui collaborent avec elle partout dans le monde[129].

Selon le Southern Poverty Law Center, qui traque les courants extrémistes aux États-Unis, ADF figure parmi les plus influentes forces de la droite dure américaine, et mérite la désignation de « *hate group* » (groupement de la haine) :

---

124 - « Areté Academy », adfinternational.org/arete, accès le 27 juillet 2023.

125 - *Ibid.*

126 - *Ibid.*

127 adfinternational.org/training, accès le 27 juillet 2023.

128 - *Ibid.*

129 - adflegal.org, accès le 27 juillet 2023.

> Fondée par une trentaine de leaders de la droite chrétienne, Alliance Defending Freedom [...] a soutenu la recriminalisation des actes sexuels entre adultes LGBTQ consentants aux États-Unis et à l'étranger, elle a défendu la pénalisation étatique des personnes transsexuelles à l'étranger ; elle a soutenu que les personnes LGBTQ sont plus enclines à la pédophilie ; et affirme qu'un programme homosexuel détruira la chrétienté et la société [130].

L'une des organisations au sein de cette coalition a défini ainsi les enjeux de leur combat : « *Alliance Defending Freedom cherche à restaurer la robustesse de la chrétienté des 3ème, 4ème et 5ème siècles. Ceci est l'orthodoxie catholique universelle et elle est désespérément cruciale pour le renouveau culturel*[131]. » C'est la vision d'une société où le comportement et le destin de chacun sont déterminés par une élite théocratique. Cette vision a également été prônée au sein du Front national dans les années 90, par son aile catholique intégriste. Il est à noter que l'accord franco-américain sur ce point constitue une exception majeure à l'anti-américanisme structurel de la droite dure française [132]. Ce n'est qu'à travers la religion que les Américains ont pu exercer une influence directe sur ces derniers. Ils se retrouvent lors d'événements publics autour de leurs convictions bioéthiques.

---

130 - splcenter.org, accès le 27 juillet 2023.

131 - *Ibid.*

132 - Mark Hunter, *Un Américain au Front : enquête au sein du Front national*. Paris, Stock, 1998.

LE RÉSEAU FRANÇAIS ANTI-EUTHANASIE S'ACTIVE

La Manif pour tous, pépinière de l'opposition au droit de mourir

Inaugurée en 2012 en opposition au projet de loi pour le mariage homosexuel, la Manif pour tous était un « *succès inespéré* », selon le sociologue Yann Raison du Cleuziou, spécialiste des mouvements catholiques : son « *institutionnalisation n'était pas prévue* »[133]. Néanmoins, le mouvement a investi dans la fidélisation de ses troupes, la pérennisation du mouvement, et la séduction des conservateurs internationaux. La Manif pour tous est désormais implantée dans sept pays européens (l'Allemagne, l'Italie, la Finlande, la Croatie, l'Autriche, la Slovaquie et la Roumanie). Renommée Syndicat de la Famille en mars 2023, elle a intégré, elle aussi, les institutions européennes et a obtenu son statut consultatif spécial à l'ONU en 2016. La Manif pour tous est la rampe de lancement du mouvement anti-euthanasie en France, dont l'influence s'est propagée en Europe.

Pour comprendre la nature de ce mouvement, tout comme celle d'autres composantes confessionnelles du mouvement anti-euthanasie, il faut revenir sur le contexte historique qui a amené les catholiques à s'engager dans le débat public. Sous les trente glorieuses, l'Église n'est plus en phase avec la société moderne, émancipée à la fois par la tertiarisation du travail et la libération des mœurs, incarnée plus tard par les soixante-huitards. C'est ainsi que naît le Concile Vatican II. C'est le 21ème concile, mais l'un des plus significatifs, selon Yann Raison du Cleuziou dans son livre *Une contre-révolution*

133 - Interview, le 27 juin 2023.

catholique : « *Réunis à Rome* [de] *1962 à 1965, les évêques catholiques décident des orientations à donner à l'Église* [...]. *Pour être en phase avec la culture contemporaine, la liturgie est actualisée, les disciplines sont reléguées, le péché mortel se raréfie*[134] ». Le catholicisme s'ouvre alors à la gauche, et ses militants œuvrent pour la justice sociale à travers les associations de l'Action catholique. Les héritiers du Concile Vatican II représentent encore aujourd'hui la majorité des catholiques en France.

S'opposant à cette évolution, une autre frange des catholiques, que Yann Raison du Cleuziou appelle « observants », s'oppose à la modernisation de l'Église, tandis que sa puissance recule et que la pratique catholique se dissipe. Ils prenaient à la lettre Jean-Paul II, qui lançait à l'Europe un cri d'alerte, en 1982 : « *Revis ces valeurs authentiques qui ont rendu ton histoire glorieuse, et bienfaisante ta présence sur les autres continents*[135] ». Plus encore que la puissance de l'Europe, Jean-Paul II incarnait la défense de la vie. Avec son ami Jérôme Lejeune, le pape a créé, en 1994, l'Académie Pontificale pour la Vie. Aujourd'hui, le beau-fils du scientifique, Jean-Marie Le Mené, en fait toujours partie, tout comme Tugdual Derville. À l'heure actuelle, les « observants » sont les militants « pro-vie », accrochés au « traditionalisme » de l'Église.

Les années 1990 marquent un tournant : avec les progrès de la science, de nombreuses problématiques s'imposent autour des sujets bioéthiques et inquiètent les catholiques conservateurs français. « *Alors que la « justice sociale » constituait l'horizon de*

134 - Yann Raison du Cleuziou, *Une contre-révolution catholique*, Seuil, 2019, p.12-13.

135 - Discours de Jean-Paul II à Saint-Jacques de Compostelle, 9 novembre 1982.

l'Action catholique, « l'ordre naturel » constitue celui de la nébuleuse pro-vie. L'embryon se substitue au salarié dominé, comme sans voix, pour lequel s'engager », décrit Yann Raison du Cleuziou [136]. En 1975, la loi Veil autorisant l'interruption volontaire de grossesse a suscité des oppositions farouches, lesquelles reprennent de la vigueur en 1987. Les groupes militants La Trêve de Dieu et SOS Tout-Petits (dont le but ultime était l'établissement d'une théocratie en France, selon son fondateur, Xavier Dor [137]) importent des États-Unis les actions du mouvement Operation Rescue, qui bloquait les établissements pratiquant des IVG. La journaliste et politiste spécialiste de l'extrême droite, Fiammetta Venner, a recensé 119 « commandos » de ce type en France, jusqu'en 1995 [138]. La loi sur le Pacs de 1999, suivie de la loi contre les discriminations et pour l'égalité, qui punit les propos homophobes depuis 2004, « *déplace symboliquement les catholiques de la norme à la déviance* », commente Yann Raison du Cleuziou[139].

À ce moment, Christine Boutin et Tugdual Derville, respectivement fondatrice et porte-parole d'Alliance VITA, créée en 1993, bâtissent le prototype d'un courant ultra-conservateur jeune et dynamique. Alliance VITA sera imperméable aux Américains et à leur modèle légaliste, elle choisit « *la culture de la rue* » (dixit Derville), et développe sa capacité à mobiliser des milliers de manifestants chaque année lors de La Marche pour la vie. Elle fonctionne avec un budget principalement issu de dons manuels, qui atteindra 2,7 millions d'euros en 2021.

---

136 - *Ibid.*

137 - Témoignage de Mark Lee Hunter, 1995.

138 - Fiametta Venner, *L'Opposition à l'avortement : du lobby au commando,* Berg international, 1995.

139 - Yann Raison du Cleuziou, *Une contre-révolution catholique,* Seuil, 2019, p.63.

La Manif pour tous aussi souhaitait sortir du carcan stéréotypé du catholique « vieille France », sage et bourgeois. L'auto-proclamée « *déjantée* » Frigide Barjot (humoriste, de son vrai nom Virginie Tellenne), initiatrice du mouvement, se vantait d'avoir « *décoincé* » la « *cathosphère* ».« *Tugdual* [Derville] *me voyait arriver avec suspicion sur ses terres, qu'il laboure patiemment depuis très longtemps* », a-t-elle confié au *Monde* en 2013[140]. Le porte-parole d'Alliance VITA était à l'époque également celui de la Manif pour tous. « *Il ne s'agit pas d'une question liée à la foi mais de justice et d'humanité. Il ne faut pas « confessionnaliser » ce débat* », expliquait-il à Franceinfo lors de la manifestation du 23 octobre 2012 [141]. Le mouvement a également évité les groupes intégristes, comme Civitas, parti politique de la droite radicale, perçu comme trop radicalement homophobe, quand le mouvement feignait une très relative homophilie. « *Il n'est pas question de stigmatiser les homos. Mais ce n'est pas parce qu'ils ont un désir d'enfant que cela est bien pour les enfants* », ajoutait le porte-parole [142].

Civitas, poursuivi en justice et menacé de dissolution en raison de propos antisémites, est aussi fanatiquement opposé à l'aide active à mourir, proposant plutôt d'euthanasier la république franc-maçonne. « *Désormais, les personnes handicapées sont à la merci de tous les abus de cette république maçonnique. Mais un jour viendra où justice sera rendue et où ceux qui sont coupables d'avoir*

---

140 - Benoît Hopquin et Stéphanie Le Bars, « Frigide Barjot - Tugdual Derville : une alliance contre nature », *Le Monde*, 20 avril 2013.

141 - Vincent Daniel, « Comment réussir (ou pas) son buzz contre le mariage des homos », Franceinfo, 12 octobre 2012.

142 - *Ibid.*

prémédité la mise à mort d'innocents devront être punis sans pitié », écrivait le président de Civitas, Alain Escada, à l'annonce de l'arrêt des traitements de Vincent Lambert[143].

Quand à Alliance VITA, elle est devenue le parfait exemple de la prudence, récompensée par une nouvelle légitimité politique : Tugdual Derville est invité à l'Élysée, en 2018, pour donner son avis sur l'ouverture de la procréation médicalement assistée (PMA) aux femmes seules et aux couples de femmes. Le 30 janvier 2023, Alliance VITA était auditionnée, avec la Fondation Jérôme Lejeune, par l'Assemblée nationale dans le cadre de la mission d'évaluation de la loi Claeys-Leonetti sur la fin de vie.

L'association s'est toujours positionnée fermement contre l'euthanasie et le suicide assisté. En 2023, en plus d'une tournée promotionnelle pour le nouveau livre de Tugdual Derville, elle a lancé la campagne « Je vis donc je suis » à travers son collectif Soulager mais pas tuer. Le 4 avril de la même année, au lendemain de la remise des conclusions de la Convention citoyenne au gouvernement, le collectif a organisé 39 rassemblements partout en France. « *L'objectif : affirmer que personne ne doit avoir à faire preuve de ses capacités, de sa dignité ou de son utilité pour avoir le droit de vivre. Handicap, dépendance ou maladie appellent la solidarité et non le rejet* », déclare Soulager mais pas tuer[144].

---

143 - Alain Escada, « C'est la république qu'il faut euthanasier, et non Vincent Lambert ! », 20 mai 2019.

144 - « Je vis donc je suis », accès le 25 juillet 2023.

L'argument principal du collectif s'attaque à la notion de « droit de mourir dans la dignité » portée par l'association éponyme, l'ADMD, pro-euthanasie. Certains malades trouvent leur dignité en choisissant de vivre leur vie jusqu'à son terme. D'autres pas, et préfèrent mourir avant de dépérir. Plutôt que d'aborder la dignité comme une notion subjective – et un élargissement de la loi comme un projet englobant – l'opposition l'interprète comme une ostracisation des malades et des personnes handicapées qui ont accepté leur sort. « *À terme, toute loi qui supprimerait l'interdit de tuer aboutirait à remettre en cause le droit de vivre des plus fragiles, en les poussant à l'auto-exclusion. D'un droit à l'euthanasie, on dérape vite à un devoir* », explique Soulager mais pas tuer [145]. Ce dérapage vers un devoir plus ou moins officiel de tuer, n'a pour l'instant jamais été constaté dans aucun pays ayant légalisé l'aide active à mourir.

La mobilisation n'a pas connu un franc succès. Seules 200 personnes se sont réunies à Paris pour soutenir « Je vis donc je suis ». Les autres grandes villes (Marseille, Lyon, Bordeaux et Lille) n'ont rassemblé que quelques dizaines de militants [146].

Pour lancer Soulager mais pas tuer, Alliance VITA s'est jointe notamment à l'Institut européen de bioéthique (IEB). Ce dernier n'est pas un institut officiel, mais « *une initiative privée d'un groupe de citoyens (médecins, juristes, scientifiques...)* [147] ». Jean-Marie

---

145 - *Ibid.*

146 - « Fin de vie : Des rassemblements contre l'euthanasie et le suicide assisté dans plusieurs villes », *20 Minutes avec AFP*, 4 avril 2023.

147 - « Charte de l'IEB », 17 avril 2019, accès le 25 juillet 2019.

Le Mené faisait encore partie de son comité scientifique début 2023, aux côtés de Xavier Mirabel, ancien président d'Alliance VITA, et de deux membres de l'Académie pontificale pour la vie. Bien que non-officiel, l'IEB jouit d'une forte légitimité. « *Nos interventions dans les médias belges et internationaux sont un volet important de notre rayonnement. Via des médias tels que Le Figaro, France Culture, Atlantico, The Independent, The Economist, The Guardian, la BBC, le Washington Post ainsi que d'autres médias basés au Danemark, en Espagne, Pologne, Allemagne, Russie, Nouvelle-Zélande, Australie et Afrique du Sud, etc., elles touchent un public cible important* », explique l'association [148]. Et auprès des institutions aussi : « *l'IEB est appelé à intervenir lors de colloques ou de conférences, que ce soit dans un cadre universitaire, privé ou politique (y compris au Parlement européen)* [149]. »

Fondée sur le même modèle qu'Alliance VITA – une association aconfessionnelle d'experts – la Fondation Jérôme Lejeune s'affiche néanmoins avec des franges plus radicales du catholicisme et de l'extrême droite. Viviane et Pierre Lambert sont proches de la Fraternité sacerdotale Saint Pie X ou FSSPX, née en 1988 d'une rupture entre l'archevêque Marcel Lefebvre et le Concile Vatican II[150]. Elle compterait 150 000 membres d'après les spécialistes, 600 000 d'après la Fraternité elle-même, une trentaine d'écoles hors contrat et environ 200 lieux de culte en France. Les fidèles de la Fraternité sacerdotale Saint Pie X ont une pratique radicale de la religion, à l'image de leur

148 - Présentation-ieb.pdf.

149 - *Ibid.*

150 - Ixchel Delaporte, « L'affaire Vincent Lambert: Enquête sur une tragédie familiale », ***Rouergue***, 2020.

engagement politique. Par exemple, la figure historique de la France est, pour eux, le Maréchal Pétain. Mgr Lefebvre s'est recueilli sur sa tombe sur l'Ile d'Yeu, après qu'elle a été profanée en 1987. Dans son discours, il décline toute sa reconnaissance envers celui qu'il surnomme « *le Père de la Patrie* » : « *nous tenons par notre pèlerinage en ces lieux, à vous rendre hommage, à vous qui avez deux fois sauvé la France, et qui non seulement l'avez sauvée, mais l'avez restaurée spirituellement et moralement, en lui faisant retrouver ses fortes traditions de foi, de travail et d'amour de la famille*[151]. »

La Fondation Jérôme Lejeune est créée en 1996, deux ans après Alliance VITA, et surtout un an après la mort de celui qui s'est fait connaître en s'attribuant le mérite de la découverte de la trisomie 21, le professeur Jérôme Lejeune. Elle porte son nom et poursuit ainsi son œuvre, sur le plan médical comme sur le plan idéologique. Béatifié par le pape François, Jérôme Lejeune était un fervent militant anti-avortement qui agissait en tant que conseiller scientifique de l'association « Laissez-les vivre », en opposition à la légalisation de l'interruption volontaire de grossesse dans les années 70. Aujourd'hui imprégnée de la stratégie légaliste américaine, la fondation a ouvert, en 2012, une filiale aux États-Unis.

Grâce à son pôle de recherche, la fondation se félicite d'être le « *1er financeur en France de la recherche sur les maladies génétiques de l'intelligence* » – elle indique avoir soutenu plus de 800 projets[152].

---

151 - Pierre-Alain Depauw,
« L'Adresse au Maréchal Pétain par Mgr Lefebvre
(13 avril 1987 à l'Ile d'Yeu) », *Médias-Presse-Info*, 22 juillet 2017.

152 - « Qui sommes-nous? »,
fondationlejeune, accès le 25 juillet 2019.

Cependant, elle a également financé des procédures judiciaires visant à entraver, bloquer ou du moins retarder significativement 59 autres projets depuis 2008, nous a indiqué l'Agence de la biomédecine, l'organisme public chargé des autorisations de travaux de recherches sensibles [153]. C'est pourquoi en 2017, un groupe de 146 médecins et chercheurs signent une pétition et publient une tribune dans Le Monde contre la Fondation Jérôme Lejeune. « *Les actions menées par cette fondation sont peu compatibles avec les échanges qui ont lieu habituellement entre scientifiques et médecins – et qui contribuent à la découverte de nouvelles connaissances et de nouveaux traitements* », ont déclaré les signataires [154]. Ils accusaient la Fondation d'entrave à la recherche médicale sur l'embryon. Ses interventions, selon les chercheurs, se politisent [155]:

> [elles] s'inscrivent aussi, de plus en plus souvent, dans les champs sociaux et politiques, qu'il s'agisse du planning familial, du débat législatif espagnol sur l'avortement, de l'arrêt de la Cour européenne des droits de l'homme sur la filiation des enfants nés d'une GPA [gestation pour autrui], de la fin de vie, de la primaire organisée par Les Républicains en novembre 2016, du Téléthon, etc. Enfin, elle n'hésite pas à poursuivre en justice des responsables associatifs ou des chercheurs qui ne partagent pas ses convictions.

Fin 2022, 15 procédures judiciaires initiées par la Fondation étaient encore en cours, selon l'Agence de la biomédecine.

153 - Contact le 24 mai 2023.

154 - Tribune, « Nous, médecins et chercheurs, mettons en garde contre la Fondation Jérôme-Lejeune », *Le Monde*, 30 mars 2017.

155 - *Ibid.*

En 2017, les 146 scientifiques mettaient en garde : « *Nous* [...] *attirons l'attention des donateurs sur le fait qu'une partie de leurs dons contribue à financer des actions sans rapport avec la compréhension et le traitement des déficiences intellectuelles d'origine génétique*[156]. » Jean-Marie le Mené avait répondu que les actions en justice « *nt coûté en moyenne 200 000 euros* [sur trois ans], *sur un budget total d'environ 10 millions d'euros consacrés en majeure partie à la recherche et aux soins des patients*[157]. »

Les 146 scientifiques ont demandé aux pouvoirs publics de « *reconsidérer* » la reconnaissance de la Fondation comme étant d'utilité publique. L'avantage d'un tel label est double, pour les donateurs, qui bénéficient d'une réduction d'impôts, et pour la Fondation elle-même, qui reçoit une reconnaissance prestigieuse de la part de l'État. Or, cinq semaines seulement après sa création officielle, en 1996, la Fondation Jérôme Lejeune obtient ce label, alors qu'il faut généralement attendre trois ans. *Le Monde* pointait « *un record de célérité pour une procédure lourde et complexe* »[158]. Le journal suspectait un coup de pouce de la part d'Hervé Gaymard, à l'époque secrétaire d'État chargé de la Santé et de la Sécurité sociale. C'est aussi le beau-frère de Jean-Marie Le Mené, tous deux étant mariés aux filles de Jérôme Lejeune. Hervé Gaymard était impliqué dans le projet, en tant que membre fondateur de l'association des Amis du professeur Jérôme Lejeune. La Fondation démentait

156 - *Ibid.*

157 - Gaelle Dupont, « 146 médecins et chercheurs accusent la Fondation Lejeune d'entraver la recherche sur l'embryon », *Le Monde*, 30 mars 2017.

158 - Michèle Aulagnon, « Les opposants à l'avortement créent une fondation Jérôme Lejeune », *Le Monde*, 22 mars 1996.

cependant toute collusion. « *Il y a certes un membre de la famille au gouvernement, pas un membre de la Fondation* », répondait Jean-Marie Le Mené au *Monde*[159].

La Fondation Jérôme Lejeune a lancé une campagne contre l'euthanasie et le suicide assisté en 2022, en proposant des soirées « ciné-débat » autour de son documentaire « Mourir n'est pas tuer, enquête au cœur de la fin de vie », organisées dans plus de 130 villes, et se vante d'avoir réuni plus de 10 000 personnes. Nous sommes allés à la 41ème projection, à Paris, le 9 mai 2023. La projection a lieu dans une salle du 15e arrondissement, appartenant à l'Église Saint-Antoine de Padoue. La quarantaine de personnes dans le public est très majoritairement grisonnante. Il y a aussi une poignée de jeunes adultes, présentés au public comme des soignants inquiets. Une vieille dame nous souffle : « *C'est bien qu'il y ait des jeunes comme vous, c'est un sujet important* ».

Réalisé avec un budget d'environ 25 à 50 000 euros, selon des producteurs que nous avons consultés – autrement dit, pas cher du tout – ce « *documentaire d'investigation* » se targue d'avoir retranscrit la réalité de l'euthanasie et du suicide assisté « *sans manipuler l'opinion publique* » (dixit son réalisateur Géraud Burin des Roziers)[160]. Il n'aura pas fallu plus de cinq minutes pour voir qu'il est doctrinaire. L'introduction condense les passages forts du documentaire et des phrases chocs. Celle de Bertrand Mathieu par exemple, un juriste qui s'est déjà positionné sur l'anti-constitutionnalité de l'avortement dans *La Croix*[161] : « *on*

159 - *Ibid.*,

160 - Guillaume Jeanneret et Fabrice Madouas, « « Mourir n'est pas tuer », salutaire mise en garde », *Riposte catholique*, 10 mars 2023.

établit une forme de tri parmi les individus » avec l'euthanasie[162]. Le même argument a été employé par les conservateurs américains pour s'attaquer à l'assurance médicale universelle proposée par le Président Obama.

Une musique douce et optimiste entoure les services de soins palliatifs, pendant que le réalisateur montre en gros plan les mains des soignants et de leurs patients, entrelacées. La musique devient angoissante quand on pénètre les services de l'aide active à mourir en Belgique et en Suisse ; personne ne se prend la main.

Géraud Burin des Roziers a du mal avec certains faits. En 2022, l'Association pour le droit de mourir dans la dignité (ADMD) révélait que 94 % des répondants considéraient que les médecins devraient mettre fin aux souffrances « insupportables et incurables » des personnes, « *si elles le demandent*[163] ». « *La question leur est-elle bien posée ?* », s'interroge le réalisateur[164]. Certes, l'ADMD milite pour la légalisation du droit de mourir. Mais l'enquête qu'elle cite ne fait que confirmer celle de l'Institut Ipsos publiée en 2019, dans laquelle 96 % des sondés se disaient favorables à l'euthanasie.

---

161 - Entretien Bertrand Mathieu, « L'avortement n'est pas un droit fondamental, mais une liberté fondamentale », *La Croix*, 27 juin 2022.

162 - « Mourir n'est pas tuer, enquête au cœur de la fin de vie », Géraud Burin des Roziers, Lignes de Front, 2023.

163 - « Ifop pour l'ADMD Le regard des Français sur la fin de vie », Ifop pour ADMD, février 2022.

164 - « Mourir n'est pas tuer, enquête au cœur de la fin de vie », Géraud Burin des Roziers, Lignes de Front, 2023.

Le documentaire se termine sur un silence ému du public, rompu par un chuchotement : « *C'est édifiant* ».

Alliance VITA et la Fondation Jérôme Lejeune se sont retrouvées au mois de janvier 2023 pour La Marche pour la vie, où nous nous sommes rendus. Avec elles, cinq autres associations organisaient cet événement. Deux associations catholiques – Mère de miséricorde et les Associations familiales catholiques (AFC), qui ont elles-mêmes lancé leur campagne lancé leur campagne anti-euthanasie, « Ensemble pour la vie », par laquelle elles proposent un modèle de lettre à adresser aux députés. 3 000 personnes ont ainsi interpellé leurs élus : « *Mais comment des élus peuvent-ils penser que ce serait une bonne idée de remettre en cause l'interdiction de tuer ou même de collaborer à un suicide*[165] *?* »

Parmi les organisateurs, on trouve aussi des organisations internationales, dont One of Us (Un de Nous, en Français). Cette dernière fédère 48 organisations provenant de 19 pays membres de l'Union européenne, et se dit « *apolitique et non confessionnelle*[166] ». Pourtant, elle a été créée sous la forme d'une initiative citoyenne européenne avec l'appui du Vatican, afin de « *garantir qu'aucun financement de l'UE ne soit utilisé pour financer des activités de l'UE impliquant la destruction de l'embryon humain* », explique le Forum parlementaire européen (EPF) dans un rapport sur le mouvement anti-IVG[167]. En France, la Fédération One of Us est représentée par l'ECLJ et par la

165 - « Écrire à mon élu », accès le 25 juillet 2023.

166 - « Qui sommes-nous? », accès le 25 juillet 2023.

167 - « Tip of the Iceberg : Religious Extremist Funders against Human Rights for Sexuality and Reproductive Health in Europe 2009 - 2018 », EPF, 15 juin 2021, p.30.

Fondation Jérôme Lejeune, qui la dirige.

FORMER LA JEUNESSE CONTRE LE DROIT DE MOURIR

La Marche pour la vie était d'abord le rendez-vous annuel pour protester contre l'avortement, depuis 2005. Nicolas Bauer, l'un des juristes de l'ECLJ, y a prononcé un discours en 2022 : « *Devant l'avancée de la culture de mort en France, la tentation est parfois celle de baisser les bras. Une manière de se motiver à continuer le combat est de voir les belles victoires récentes qui sont remportées* [...][169]. » Une année plus tard, le besoin d'une nouvelle victoire s'est fait urgent. En réaction à la régression du droit à l'avortement en Pologne, en Hongrie et aux États-Unis, six propositions de loi ont été déposées depuis juin 2022 pour l'inscrire dans la Constitution française. En parallèle, Emmanuel Macron a rouvert le débat sur la fin de vie, le 17 mars 2022, en pleine campagne présidentielle: « *Je soumettrai la fin de vie à une convention citoyenne, et sur la base des conclusions de celle-ci,* [...] *je soumettrai ou à la représentation nationale ou au peuple le choix d'aller au bout du chemin qui sera préconisé*[170]. »

C'est ainsi que le 22 janvier 2023, pour la première fois, la Marche pour la vie a fait de la lutte contre l'euthanasie et le suicide assisté son thème principal, pour protéger la vie « *de*

---

169 - Nicolas Bauer, « Marche pour la vie à Paris - 2022 », ECLJ, janvier 2022.

170 - « Emmanuel Macron : "Je soumettrai la fin de vie à une convention citoyenne" », BFMTV, 17 mars 2022.

la conception à la mort naturelle [171] ». Nous y sommes donc allés. Des familles avec leurs têtes blondes marchaient dans la même direction. Comme à la Manif pour tous, les enfants jouent un rôle important dans les revendications ultra-catholiques. Ils sont le symbole de la fragilité. De la même manière, la mobilisation contre l'euthanasie se pose comme protectrice. On lit, en lettres roses et jaunes : « *C'est mon corps pas ton choix* », « *Euthanasie serment d'hypocrite* », ou encore « *Protéger le faible ça c'est fort* ».

Arrivés sur place, nous constatons que dans la rue, la sociologie des manifestants n'est pas la même que dans les autres événements où nous nous sommes rendus : beaucoup de manifestants ont entre 18 et 25 ans, tout comme la majorité du staff. Ce sont eux qui gonflent les rangs. Un groupe de jeunes a même pris la tête du cortège et agrippe une banderole qui dit : « *Accompagner vers la mort pas la programmer* ». La stratégie jeuniste se confirme.

Déjà en 2013, « *la Manif pour tous avait prodigieusement étonné, tant par son nombre que par la jeunesse des manifestants* [172] ». C'est le média de droite conservatrice *Boulevard Voltaire* qui le constate, et explique : « *dix ans se sont écoulés, certains se sont mariés et des gamins ont grandi, bien décidés à battre le pavé comme leurs aînés* [173] ». Une décennie plus tard, Nicolas Bauer le confirme dans une tribune dans Valeurs actuelles : « *le mouvement pro-vie* […] *rassemble chaque année des dizaines de milliers de personnes* [6 500 en 2023

---

171 - « Dossier de presse Marche pour la Vie 2023 », accès le 25 juillet 2023.

172 - Gabrielle Cluzel, « [EDITO] Pourquoi a-t-on autant parlé des jeunes LFI et si peu de ceux de La Marche pour la vie », *Boulevard Voltaire*, 22 janvier 2023.

173 - *Ibid.*

selon la préfecture, 20 000 selon les organisateurs] – *surtout jeunes – à la Marche pour la vie, pour défendre la vie humaine dès sa conception*[174]. »

Alliance VITA fidélise son futur réseau à travers « VITA Jeunes » : « *VITA jeunes, c'est l'énergie et le dynamisme de la jeunesse au service de la Vie et des plus fragiles* [...] *pour contribuer chaque jour un peu plus à changer la société*[175] *!* » De même pour la Fondation Jérôme Lejeune : « *Convaincre les jeunes générations de s'engager avec nous dans le combat pour le respect de la vie* [...] *c'est en faire des soutiens et de nouveaux donateurs demain*[176]. »

C'est le rôle de la Lejeune Académie, lancée en 2022. Étonnamment, ce n'est pas le site web de la Fondation Jérôme Lejeune qui en fait la promotion, mais celui de la Marche pour la vie. C'est une université d'été, ouverte à 50 jeunes de 18 à 25 ans. « *La finalité est d'en ressortir différent et de doter le mouvement pro-vie de ses futurs leaders*[177] », nous apprend CredoFunding, fonds de dotation pour les projets chrétiens, avec lequel s'est associée la fondation. Le budget de la Lejeune Académie en 2022, fixé à 20 000 €,

174 - Nicolas Bauer « [Tribune] Constitutionnalisation de l'IVG, la victoire en demi-teinte de la Nupes », *Valeurs Actuelles*, 25 novembre 2022.

175 - « VITA jeunes », alliancevita.org, accès le 25 juillet 2023.

176 - « Le réseau », accès le 25 juillet 2023.

177 - « Lejeune Académie : L'Université d'été pour former une nouvelle génération militante pour la Vie ! », credofunding.fr, accès 25 juillet 2023.

a été dépassé grâce à une soirée organisée par le média *Valeurs actuelles* pour « *bâtir la France de demain*[178] » : il a permis de récolter 21 300 €, en plus des 6 500 recueillis via CredoFunding. La Fondation promet que « *les jeunes militants seront coachés par des intervenants d'exception pour apprendre à défendre leurs arguments dans n'importe quelle situation, sur les plateaux télé, en interview ou sur les réseaux sociaux*[179] ». L'avocat Jérôme Triomphe a raconté son combat dans l'Affaire Lambert à la promotion de 2022. Quelle que soit la nature de la future réforme, le droit de mourir sera contesté par au moins une génération à venir.

Tugdual Derville, tout comme la Fondation Jérôme Lejeune, n'ont pas répondu à nos différentes sollicitations.

LES MÉDIAS, ACCÉLÉRATEURS DE LA NÉBULEUSE

À partir du mois de décembre 2022 et le début de la Convention citoyenne, l'actualité sur la fin de vie s'est accélérée. Moins qu'on l'aurait cru, cependant. Cette Convention citoyenne, la deuxième, ayant été organisée trois ans après celle consacrée aux questions climatiques, a moins fait parler d'elle que la première. Notamment parce que la couverture médiatique a été plus faible. Celle de 2020 a duré 21 jours, l'autre 27, et pourtant, 2 000 articles de moins ont été publiés pendant les mêmes périodes, du premier jour de la Convention au lendemain du dernier.

178 - Marie de Greef-Madelin, « « Bâtir la France de demain » : Valeurs actuelles organise une grande soirée de levée de fonds pour des associations », *Valeurs actuelles*, 19 mai 2022.

179 - « La lettre de la Fondation Jérôme Lejeune », n°130, 15 novembre 2022.

Reconnaissons que la première avait un goût de nouveauté, et que ses conclusions n'ont pas eu une traduction concrète aussi ample que celle qui était escomptée. Pour cette raison, certains ont considéré que la seconde Convention risquait aussi d'avoir trop peu d'effets.

Deuxième constat, la plupart des médias généralistes ont négligé cet événement. Il est certes difficile, pour un média généraliste, de dégager un journaliste régulier sur un temps si long – la Convention sur la fin de vie s'est étalée sur 27 jours, répartis sur quatre mois, un week-end sur deux. Sur place, un petit quarteron de journalistes était présent à chaque session : le journaliste de *La Croix*, celui du magazine *Famille Chrétienne*, un média à destination des catholiques conservateurs voire traditionalistes, et nous. D'autres médias venaient ponctuellement, notamment l'AFP, *le Monde*, et la Chaîne parlementaire. Ils sont restés neutres sur la question principale, excepté *Le Figaro*. Les médias avec une ligne éditoriale progressiste demeuraient absents.

Ce délaissement a laissé le champ libre aux médias les plus engagés de l'opposition à l'aide active à mourir : *le Salon Beige*, *Aleteia*, et *Gènéthique* [sic], « *le premier site d'actualité bioéthique* », qui appartient à la Fondation Jérôme Lejeune [180]. En parallèle, Alliance VITA et l'ADMD publiaient directement via leurs sites web.

Nous avons réalisé une veille de tous les articles contenant les mots-clés « *fin de vie* », « *euthanasie* » et « *convention citoyenne* »

180 - genethique.org.

avec des *Google Alerts* quotidiennes. Prenons une semaine, à partir du 26 janvier. La veille, la présidente de l'Assemblée nationale, Yaël Braun-Pivet, avait fait cette déclaration devant la presse : « *J'espère que nous pourrons légiférer sur la fin de vie en 2023*[181] ». Jusqu'au 2 février, 74 articles originaux contenaient nos mots-clés[182]. Parmi ces 74 articles, 22 % provenaient de médias généralistes tels que *Le Monde*, Franceinfo, ou *L'Obs*. Les médias ayant pris parti contre une réforme comptaient pour 42 % des publications – presque le double. Et deux tiers de ces contenus émanaient des médias catholiques conservateurs, parfois vitrioliques.

Ces médias partagent certaines caractéristiques. Ils adaptent notamment les faits au service de leur argumentaire « anti », et publient ainsi de nombreuses informations inexactes ou carrément fausses. La déclaration commune des 13 organisations médicales contre l'euthanasie, qui représenteraient 800 000 membres, a été instrumentalisée de cette façon[183].

Lors d'une conférence à Paris, Tugdual Derville brandit ce chiffre comme une preuve de légitimité aconfessionnelle : « *Attention au piège de la catholicisation du débat, les 800 000 soignants, on ne leur a pas demandé leur certificat de baptême !* »

181 - B « Fin de vie: Braun-Pivet « espère » une loi en 2023 », *AFP*, 25 janvier 2023.

182 - Ce total ne comptabilise pas les répétitions, c'est-à-dire les articles contenant plus d'un mot clé qui apparaissent donc plusieurs fois. De même, comme nous nous penchons sur les articles originaux, il ne comptabilise qu'une seule fois les reprises de dépêches AFP.

183 - *Op. cit.*, « Donner la mort peut-il être considéré comme un soin ? », 16 février 2023.

L'ironie, c'est que les opposants ont réussi à « catholiser » le débat. Pour *Aleteia*, une armée en colère se met en croisade : « *ce sont 800 000 soignants qui signent un texte affirmant haut et fort leur refus de participer à l'aide active à mourir* »[184]. Et aussi à politiser le débat, avec les mêmes mots-clés : à la droite de la droite, le Mouvement conservateur proclamait que « *800 000 [soignants] sont signataires d'un texte expliquant leur refus de l'euthanasie* »[185].

Faux, et dans la forme et dans le fond.

La déclaration n'était pas une pétition, et donc aucun individu ne l'a signée. Heureusement pour l'opposition, d'ailleurs, parce que même au sein de la SFAP, de tradition catholique, 15 % de l'ensemble des soignants – dont 42 % des aides-soignants, ceux qui sont le plus souvent en contact direct avec les malades – sont favorables à « *l'évolution de la législation vers l'instauration d'une mort intentionnellement provoquée* », selon un sondage mené par l'organisation elle-même en 2022[186]. Quand on élargit la perspective à l'ensemble des corps médicaux, il n'y a même pas une majorité contre l'aide médicale à mourir. En 2020, l'enquête Medscape sur « l'éthique médicale en France » a relevé que « 42 % [des médecins] *sont en faveur de l'euthanasie ou du suicide médicalement assisté pour les patients qui ont des*

184 - Bérengère de Portzamparc, « 800.000 soignants se lèvent contre l'euthanasie », *Aleteia*, 17 février 2023.

185 - Sabine de Villeroché, « Laurence Trochu : « Donner la mort au nom de la souffrance est une défaite ! » », *Boulevard Voltaire*, 16 mars 2023.

186 - Sondage OpinionWay pour la SFAP, 13 octobre 2022, p. 4.

souffrances incurables, même s'ils pourraient survivre encore plusieurs années[187] ». Ils étaient 29 % de plus à répondre « ça dépend » – des circonstances, des individus – à la question. Au total, 71 % de ces professionnels – ce que l'on peut qualifier de grande majorité – ne refusaient pas l'euthanasie.

Plus important, les 13 organisations n'ont nullement affirmé leur refus de toute aide à mourir, sauf pour l'euthanasie au sens propre, qu'ils considèrent « *catégoriquement* » interdite par l'éthique médicale. En revanche, ils reconnaissent que « *l'opposition des soignants est différente* » quand il s'agit du suicide assisté. Certains l'acceptent, à condition qu'ils n'accomplissent pas « *l'acte d'administration* » d'un produit létal[188].

Nous avons demandé à cinq représentants des organisation signataires du 16 février : avaient-ils pratiqué des « *sédations profondes et continues* » – une manière, sinon de donner la mort, de permettre au malade de s'endormir pour de bon ? On sédate le patient pour qu'il ne souffre plus, et on attend qu'il s'éteigne. Normalement, il ne faut pas longtemps. Mais, nous dit le Dr Samzun, un « *problème se pose si l'on a mal évalué le pronostic et que le patient survit un peu trop longtemps. Or évaluer le temps qui reste expose à de fréquentes erreurs.* » La loi a prévu que dans de tels cas, pour hâter l'évolution vers la mort, on peut arrêter l'hydratation et l'alimentation. Le patient se déshydrate. Son aspect physique se modifie et il va développer une insuffisance rénale aiguë par déshydratation. Les reins ne fonctionnent plus, des produits

187 - Véronique Duqueroy,
« L'éthique médicale en France : résultats de l'enquête Medscape »,
Medscape, 23 juin 2020.

188 - *Op. cit.*,
« Donner la mort peut-il être considéré comme un soin? », p. 23.

toxiques s'accumulent dans l'organisme, empoisonnant le malade. Celui-ci meurt alors, après des moments très pénibles pour les proches et parfois pour les soignants. En ce qui concerne le patient, il n'est pas possible d'affirmer qu'il ne souffre plus pendant cette période[189].

Cette pratique a été légalisée par la loi Claeys-Leonetti en 2016, mais elle existait avant. On peut y voir une « loi hypocrite », selon les termes de l'aidante Nathalie Maka[190] – une manière de procéder à l'euthanasie sans le dire. C'est néanmoins la reconnaissance que certains malades ont bien le droit de ne plus souffrir. Si des médecins refusent d'aider à les tuer – c'est bien cela, l'euthanasie – ils acceptent l'impératif de soulager les mourants, quitte à utiliser un traitement qui risque de mettre fin à la vie du patient. « *C'est clairement un compromis, dans le cadre de l'article 38 du code de déontologie médicale français, article central, qui exige que le médecin accompagne son patient jusqu'au dernier moment (refus de l'abandon) et interdit de donner délibérément la mort* », explique le Dr Samzun.

Ces médecins ne refusent pas, non plus, tout recours à l'euthanasie. Ils nous ont parlé d'une solution à la suisse, où les gens qui administrent les injections létales ne sont que des techniciens, pas des médecins. Selon la Dr Moulias, « *La démarche est faite et elle fonctionne bien.* »

Leurs oppositions ne sont ni identiques ni absolues. Le Dr Fossier, une personnalité importante au sein de la coalition, résolument positionné contre toute procédure qui requiert

189 - *Op. cit.*, « La promesse et le mirage des soins palliatifs ».

190 - *Op. cit.*, interview.

un médecin pour donner directement la mort, considère en revanche que face à une demande de sédation profonde et continue, le refus pur et simple ne tient pas. D'abord, dit-il, « *Ces patients ont souvent des symptômes pénibles, ou une souffrance morale intense, et dans ce cas il est souvent tout à fait légitime de mettre en œuvre une sédation proportionnée. Tourner les talons sans rien proposer au prétexte que ce n'est pas encore le moment n'est pas acceptable.* » Il ajoute :

> Si la demande est réitérée et qu'on a pu en parler aussi avec la famille – ce qui est important parce que le patient préfère mourir que vivre avec sa famille, c'est quand même souvent douloureux pour la famille d'accepter ça – si on est d'accord avec ça, alors je n'hésite pas une seule seconde à mettre en place une sédation à la demande du patient, adaptée à la situation, ce qui peut effectivement parfois entraîner un décès dans les tout prochains jours qui suivent [191].

Pour le Dr Samzun, comme pour les autres, la question de l'intention est primordiale : s'agit-il de soulager une douleur intolérable, au risque de terminer la vie du malade, ou de le tuer ? Il se souvenait d'un patient gravement atteint d'un cancer des poumons :

> Une fois dans ma carrière, j'ai accepté le double effet du traitement antalgique – soulager, au prix de raccourcir la survie. J'ai utilisé un cocktail dont je savais que le patient pourrait décéder [...] ça a été plusieurs heures, mais pendant lesquelles il était apaisé et il est mort de sa maladie. Il fallait que je fasse quelque chose pour qu'il souffre moins. C'est

191 - *Op. cit.*, interview.

> ce que me demandaient les infirmières. Je me suis posé des questions, mais mon intention était tellement claire. J'avoue que ça m'a interpellé, mais [...] je n'ai pas regretté parce que je pense que c'était indispensable.

La Dr Moulias nous a raconté des parcours exemplaires des soins palliatifs, et qui incluaient, une fois, ce qui « *a pu être interprété comme de l'euthanasie* » :

> Je n'ai jamais eu de patient qui m'a demandé de l'aider à mourir. J'ai des gens qui m'ont dit : « J'aimerais mieux être mort ». On a discuté, on a parlé, on a parlé beaucoup de douleurs. On a essayé de faire du soulagement et une fois que les personnes étaient soulagées, en tout cas, cette demande-là n'existait plus, pas de cette façon-là. Et une fois une famille pour laquelle – c'était avant la loi Claeys-Leonetti [2016] – j'ai mis en place ce qui pourrait s'appeler aujourd'hui une sédation profonde et continue. À l'époque, ce n'était pas dans la loi, mais ce n'était pas illégal non plus, mais en tout cas [...] le patient est décédé en quelques heures. Donc ça a pu être interprété comme de l'euthanasie [...] pour ses proches, et pour les soignants.

Encore une information erronée, et de taille : La Convention citoyenne n'aurait été qu'un « *faux "débat équilibré"* », selon *Aleteia*, où « *toutes les présentations étaient particulièrement orientées* » en faveur de l'aide active à mourir[192]. « *Toute l'organisation du dispositif a été confiée au CESE (Conseil économique, social et environnemental), instance dirigée par des personnalités favorables à l'euthanasie* ».

192 - Henri de Soos, « Les faux « débats équilibrés » de la Convention citoyenne sur la fin de vie », *Aleteia*, 24 février 2023.

Ce qui expliquerait pourquoi 75,6 % des conventionnées ont voté pour une réforme dans le sens d'une mort assistée. Nous y étions[193], et nous avons cherché d'autres éléments pour vérifier cette accusation. Elle n'est pas justifiée.

Comme pour la Convention pour le climat, c'est en effet le CESE qui a hébergé l'événement. Mais le comité de gouvernance, qui avait la mission de « *veiller à la transparence et la neutralité de l'organisation de la Convention* », n'était constitué que d'une minorité de représentants du CESE (six, en comptant la présidente du comité, Claire Thoury, contre huit membres extérieurs)[194]. Sur le terrain également, nous avons pu constater que l'organisation des sessions de la Convention évoluait en fonction des demandes des 184 citoyens. Le deuxième week-end de la Convention a été consacré à l'audition des représentants des cultes religieux, puis des soignants proches des malades en fin de vie, qui se sont presque unanimement exprimés contre l'aide médicale à mourir. Pour des raisons pratiques, la Direction de la Participation citoyenne, qui a organisé les sessions de la Convention, a sélectionné ses intervenants en passant par les différents Ordres médicaux et par la SFAP, sans prendre en considération le fait qu'ils avaient déjà pris position publiquement. Le discours univoque des médecins initialement choisis a incité les citoyens de la Convention à solliciter de la part des organisateurs la tenue d'auditions plus équilibrées, impliquant aussi certains médecins ouverts à une réforme, ainsi que des re-

193 - Sur les présentations en opposition au droit de mourir, voir M.L. Hunter et Jean-Louis Touraine, « La promesse et le mirage des soins palliatifs ». *Mediapart*, 9 janvier 2023.

194 - « Le Comité de gouvernance », accès le 25 juillet 2023.

présentants des spiritualités non religieuses, des philosophes et des francs-maçons.

Autre « manquement » pointé par *Aleteia* et repris ailleurs, la bibliographie fournie aux participants, qui « *recense de multiples ouvrages favorables à l'euthanasie, mais aucun des livres publiés début 2022 pour alerter sur ses dangers* », soit les travaux d'Erwan Le Morhedec, de Damien Le Guay, d'Henri de Soos, et des docteurs Jean-Marie Gomas et Pascal Favre. Nous avons interrogé la Direction de la Participation citoyenne sur ce point. Les livres cités par *Aleteia* « *sont présentés sur le site de la Convention, dans la catégorie "ouvrages proposés par les auteurs"* ». En effet[195].

Troisième erreur, mineure mais révélatrice de la diffusion des fausses informations par l'opposition : pour les membres de la Convention citoyenne, il n'y aurait « *pas de visite organisée dans un service de soins palliatifs* ». *Le Salon Beige* a également relayé cette « information », qui vient à l'origine de l'eurodéputé Les Républicains François-Xavier Bellamy, sur la chaîne France Info [196]. Nous avons vérifié : le CESE a proposé aux membres de la Convention de visiter des unités de soins palliatifs (USP). La Direction de la Participation citoyenne nous a affirmé qu' « *une liste de l'ensemble des USP de France a été transmise aux citoyennes et citoyens afin de faciliter les prises de contact avec les unités de leur région, ainsi que la mise à disposition d'une attestation permettant de faire valoir leur rôle au sein de* [la Convention] ». Ils étaient une

195 - *convention citoyenne* sur la fin de vie/ressources-documentaires, accès le 25 juillet 2023.

196 - « Convention citoyenne sur la fin de vie : « Cette méthode pose un problème démocratique absolument majeur », proteste François-Xavier Bellamy », *France Info*, 4 avril 2023.

soixantaine, soit près d'un tiers des membres de la Convention, à s'être rendus en unité de soins palliatifs.

Le 9 mai, le CESE a rendu les résultats de ses travaux, qu'une commission a préparés en parallèle à la Convention citoyenne, et s'est dit favorable à l'élargissement de la loi. *Le Salon Beige* a titré « *Euthanasie : le CESE a bien choisi son jour* »[197]. La veille, nous commémorions la victoire sur le IIIe Reich, qui a pratiqué l'euthanasie sur des adultes handicapés. Les militants radicaux font régulièrement ce rapprochement, également utilisé comme argument contre l'avortement.

Nichés en périphérie de la bulle médiatique – on n'y tombe pas par hasard – ces titres ont cependant une audience relativement solide, selon les données de *Similarweb*, qui traque la fréquentation des sites. *Gènéthique* est le moins consulté, et comptait pourtant environ 47 000 lecteurs mensuels en moyenne, entre avril et juin 2023[198]. *Le Salon Beige*, quant à lui, en comptait près de 900 000 par mois sur la même période[199]. Tous deux s'adressent à un lectorat de catholiques conservateurs convaincus, une minorité dans une minorité.

Aleteia touche le même profil d'audience, mais le site a une portée internationale : il a été consulté par près de 9 millions de lecteurs mensuellement entre avril et juin 2023[200]. *Aleteia* dispose donc d'une légitimité qui lui permet d'être cité dans des

197 - « Euthanasie : le CESE a bien choisi son jour ».

198 - « genethique.org », similarweb.com, accès le 29 juin 2023.

199 - « lesalonbeige.fr », similarweb.com, accès le 29 juin 2023.z

200 - « aleteia.org », similarweb.com.

titres plus installés, comme *Valeurs actuelles*, qui ne revendiquent pas d'appartenance religieuse mais avec lesquels ils partagent les mêmes idées politiques conservatrices. Depuis le 1er janvier 2023, *Valeurs actuelles* a cité *Aleteia* dix fois, et participe donc à augmenter son référencement sur Internet. Et à son tour *Aleteia* cite les autres médias, plus périphériques. Depuis sa création en 2012, il a cité *Gènéthique* 140 fois. Ce n'est pas étonnant qu'*Aleteia* ait une préférence pour le site d'information de la Fondation Jérôme Lejeune. La personne à l'initiative d'*Aleteia* est David Lejeune, membre du conseil d'administration de la fondation, et directeur de sa filiale américaine.

« *Aujourd'hui, il y a une multitude de médias chrétiens, qui sont de belles initiatives* », reconnaissait Jesus Colina, président d'Aleteia, lors de son lancement à Rome, en 2012[201]. « *Mais ces médias disposent de ressources et d'audiences largement inférieures à celles des grands médias internationaux qui forgent la culture moderne, et la voix et les idées chrétiennes sont aujourd'hui peu présentes dans le débat public. Le réseau Aleteia est une tentative de réponse à ce défi.* »[202] Au regard de ses résultats d'audience, le défi est relevé. Il possède désormais six rédactions, basées à Paris, New York, Los Angeles, Valence, Mexico, Sao Paulo, Varsovie et Ljubljana. Et leurs audiences française et américaine sont au coude à coude, représentant chacune environ 17,5 % de leur lectorat sur la période analysée[203].

---

201 - « Aleteia, le premier média social chrétien », *Le Salon Beige*, 20 septembre 2012.

202 - *Ibid.*

203 -*Op. cit.*, « aleteia.org », similarweb.com.

Aleteia est devenu le vaisseau amiral de l'unification de l'élite conservatrice internationale. Le projet est né en Italie, avec le soutien de deux branches du Vatican, le Conseil Pontifical pour les Communications sociales et le Conseil pontifical pour la promotion de la nouvelle évangélisation. Mais c'est bien une initiative française. Parmi les financeurs du projet, on retrouve Claude Bébéar et Henri de Castries, à l'époque respectivement fondateur et directeur général du groupe d'assurances Axa. Ils sont connus comme les bailleurs du conservatisme religieux en France : un an après la création d'*Aleteia*, c'était dans la Manif pour tous qu'ils investissaient[204].

David Lejeune est un pont entre ces organisations et les médias catholiques, et entre les États-Unis et la France. En plus de la Fondation Jérôme Lejeune et d'*Aleteia*, David Lejeune est à la tête d'OPUSfidelis, une agence américaine de marketing et de communication, qui a pour clients un bon nombre des acteurs de l'évangélisation catholique. Sur son site web, OPUSfidelis met en avant certains de ses clients : *Aleteia* et la Fondation Jérôme Lejeune, bien sûr, mais aussi ADF International. OPUSfidelis cherche « *à accélérer la croissance de leurs revenus, à accroître leur notoriété* [205]». On comprend mieux les similitudes dans la rhétorique de ces groupes, ainsi que dans leurs stratégies de communication.

204 - « Tip of the iceberg : Religious Extremist Funders against Human Rights for Sexuality and Reproductive Health in Europe 2009 - 2018 », EPF, 30 juin 2021, p.35.

205 - opusfidelis.com, accès le 25 juillet 2023.

Dans le cercle d'OPUSfidelis, on trouve également la National Organization for Marriage (Organisation nationale pour le mariage, américaine), qui leur a envoyé 8 000 dollars entre 2011 et 2012[206]. Brian Brown en est le président. Il dirige aussi l'Organisation internationale pour la famille (IOF), qui programme régulièrement le Congrès mondial des familles (WCF), où sont conviés les acteurs internationaux du conservatisme. Son cheval de bataille est l'union catholique. Pas étonnant, alors, qu'il ait été attiré par la Manif pour tous. Le 13 janvier 2013, il rejoint les rangs des manifestants parisiens. Le mois suivant, le fondateur et directeur de la publication du *Salon Beige*, Guillaume de Thieulloy, annonce la création du Collectif pour la Famille et le Mariage (CFM), sans lien revendiqué avec la National Organization for Marriage de Brian Brown, mais avec une ligne très proche. Même combat, même logo, ou presque : seules les couleurs changent.

La réplique française n'est plus active, mais la relation entre Guillaume de Thieulloy et Brian Brown a perduré en liens d'amitié et en échanges de bons procédés. Brian Brown se dit « *fier [...] de soutenir Le Salon Beige autant que je le peux – notamment en réunissant d'autres amis pro-vie et pro-famille du monde entier autour de cette œuvre unique au monde*[207] ». Il s'agit de corriger les erreurs qui ont fait de la France une république laïque, selon Brown : « *Si nous voulons réussir à contrer les apôtres de la gauche radicale, il est essentiel que cela se produise dans un pays qui a tant souffert à cause de la Révolution comme la France. Et Le Salon Beige est en première*

206 - « National Organization for Marriage PAC Expenditures ».

207 - Newsletter du *Salon Beige*, 30 mai 2023.

ligne pour ce combat de la France en faveur de la vérité, de la tradition et de l'Église[208] ».

Et contre toute aide à mourir. Depuis 2004, *Le Salon Beige* a publié au moins 2 000 articles sur l'euthanasie, avec une virulence assumée. Le 25 mai dernier, un billet sur une conférence tenue par l'ADMD annonce : « *Les assassins tiennent leur colloque à la Sorbonne*[209] ».

Guillaume de Thieulloy fédère un public catholique traditionaliste à travers son fonds de dotation GT Editions, qui regroupe d'autres médias aux titres parfois revendicatifs : « 4 Vérités », « L'observatoire de la Christianophobie », « Réponses catholiques », « Riposte catholique » et « Délit d'images ». Il possède également la maison d'édition Muller depuis 2009, qui a publié les mémoires de Jean-Marie Le Pen, et d'autres ouvrages d'histoire et de société très ancrés à droite. Se trouvent dans son catalogue *La tragédie du Maréchal*, qui réhabilite la mémoire de Philippe Pétain, contre maints ouvrages pointant « *la fiction* » autour du Général de Gaulle, *10 bonnes raisons de restaurer la monarchie*, ou encore *Le Défi démographique*, allusion à la menace migratoire.

Plutôt que d'adoucir le ton qu'il emploie et la teneur de ses propos, Guillaume de Thieulloy a choisi de s'habituer à passer devant les tribunaux. Il ironisait même sur le sujet, en 2018 : « *Je crois que je commence à avoir le « cuir » relativement épais, n'ayant jamais eu moins de quatre procès sur les bras depuis les grandes*

---

208 - *Ibid.*

209 - « Les assassins tiennent leur colloque à la Sorbonne », *Le Salon Beige*, 25 mai 2023.

manifestations LMPT [La Manif pour tous] *qui ont montré aux nihilistes de tout poil que la France catholique n'était pas morte*[210] ».

Bien souvent défendu par l'avocat Jérôme Triomphe, Guillaume de Thieulloy comparaît régulièrement pour diffamation. En 2013, *Le Salon Beige* publiait un photomontage comparatif intitulé « *les heures les plus sombres de notre histoire* » : sur la gauche, une photo de 1942 montre un parc à jeux interdit aux enfants juifs, sous l'Occupation ; en juxtaposition, à droite, un militant de la Manif pour tous qui se fait reconduire hors du jardin du Luxembourg. Guillaume de Thieulloy a été condamné à verser 3 000 € de dommages et intérêts au surveillant du parc, qui apparaît sur le photomontage.

D'autres procès ont été intentés au journaliste et à ses médias. « *Pour la huitième ou neuvième fois, je vais devoir défendre nos convictions – et notre liberté d'être chrétiens en France ! – devant les tribunaux* », dit-il à ses lecteurs pour la dernière affaire en cours, début mai 2023. Cette fois, il risque un an de prison pour incitation à la haine. L'association Mousse a porté plainte en réaction à un article dans lequel de Thieulloy s'insurgeait contre une proposition de loi visant à interdire les « thérapies de conversion » en France, une pratique forçant les homosexuels à changer d'orientation sexuelle. Le journaliste écrit, dans l'article incriminé : « *La secte LGBT refuse que vous aidiez une personne ayant des tendances contre-nature à se maîtriser*[211] ».

---

210 - Guillaume de Thieulloy,
« La Croix intente un procès au Salon Beige ! »,
Le Salon Beige, 20 septembre 2018.

211 - Michel Janva, « Il est interdit de quitter la secte LGBT »,
Le Salon Beige, 14 septembre 2021.

Comme à son habitude, Guillaume de Thieulloy lance un appel aux dons : « *Ces procédures coûtent cher !* [212] » Brian Brown vient alors en renfort avec un message aux abonnés du média : « *Il reste peu de temps pour [que] tous vos dons so[ie]nt doublés par des donateurs du monde entier que j'ai aidés à réunir autour de Guillaume, persuadés comme moi que nous avons besoin d'un mouvement conservateur fort en France si nous voulons gagner dans le monde entier* [213] ». On ne sait pas si l'objectif financier a été atteint. Cependant, nous voyons qu'entre mai et juin 2023, l'audience américaine du Salon Beige a crû de 173 %, pour atteindre 2 % du total [214].

En somme, l'opposition radicale au droit de mourir milite pour une France théocratique, prédémocratique, alliée aux Américains du même acabit. Ces militants ont proclamé à maintes reprises l'importance stratégique de cette question de société.

LA PORTÉE POLITIQUE DE LA DROITE ANTI-EUTHANASIE

La Manif pour tous est devenue un parti politique en 2015. L'objectif n'est pas électoral : « *nous ne faisons pas ça pour présenter des candidats, ça ne changera rien à nos actions* [215] », expliquait Albéric Dumont, vice-président du mouvement, à l'AFP. « *Nous intervenons de plus en plus sur le champ politique et donc nous faisons évoluer nos statuts, pour être transparents vis-à-vis de nos adhérents et de l'administration* [216]. »

212 - Newsletter du *Salon Beige*, 4 mai 2023.

213 - Newsletter du *Salon Beige*, 30 mai 2023.

214 - similarweb.com, accès le 29 juin 2023.

215 - « La Manif pour tous devient un parti politique », *AFP*, 24 avril 2015.

216 - *Ibid.*

Selon Yann Raison du Cleuziou, « *ces entrepreneurs électoraux* » – groupe dans lequel le sociologue range les AFC, *Le Salon Beige* et *Famille chrétienne* –

> ont en commun une prétention à prescrire quel devrait être le vote des catholiques et donc quelle politique les élus devraient adopter pour les séduire [...] Ils imposent aux partis et aux candidats la transaction électorale qu'ils offrent comme une nécessité incontournable et s'adressent aux catholiques pour leur indiquer le vote qui satisfera le mieux leurs intérêts [217].

En réponse, la droite politique française mise sur cet électorat pour faire la différence. En 2012, Jean-François Copé s'est emparé de La Manif pour tous, espérant récupérer la jeunesse dans ses rangs pour rajeunir le parti avec une nouvelle « génération UMP » . Le député UMP [218] Philippe Meunier s'est aussi rangé du côté de cette stratégie : « *Est-ce que ce mouvement est une divine surprise pour la droite ? En tout cas, il nous permettra d'avoir moins d'abstention et de bulletins blancs à la prochaine élection* [219]. »

Le 4 novembre 2013 est alors créée, par de jeunes opposants au mariage pour tous, une association au sein de l'UMP, Sens commun. En 2017, François Fillon perpétue la stratégie de l'UMP avec Les Républicains. Il fait d'abord des appels à l'antenne de Radio J – « *Sens commun fait partie des hommes et des femmes qui sont fiers de leur pays, attachés à leurs traditions, pour lesquels j'ai*

---

217 -Yann Raison du Cleuziou, « Les primaires de la droite et du centre, un affrontement des courtiers électoraux de La Manif Pour Tous », in Rémi Lefebvre, Eric Treille (dir.), ***Les primaires ouvertes. Un nouveau standard international ?***, Lille, Presses universitaires du Septentrion, 2019, p.2..

218 - Thibaut Pezerat, « Mariage pour tous : opération récup' pour Jean-François Copé », ***Le lab Europe 1***, 21 mai 2013.

219 - *Ibid.*

beaucoup de respect[220] » – avant d'annoncer au micro d'Europe 1 vouloir les intégrer à son gouvernement potentiel : « *J'ai dans ma majorité potentielle à la fois Sens commun et [...]des gens qui sont très à droite [...] et ils ont tous vocation à faire partie de cette majorité, et donc ils ont tous vocation le cas échéant à faire partie du gouvernement* [221]». C'est ainsi que 46 % des catholiques pratiquants et 55 % des catholiques pratiquants réguliers ont voté au premier tour de l'élection présidentielle de 2017 pour le candidat LR, pourtant empêtré dans des affaires qui ont sapé sa campagne [222]. Valérie Pécresse, qui représentait Les Républicains en 2022 au scrutin présidentiel, n'a rassemblé que 8 % des catholiques pratiquants. La droite modérée a déçu les catholiques[223] conservateurs, qui ont fait passer leur vote vers les marges. Avec 4 % pour Nicolas Dupont-Aignan, 25 % pour Marine Le Pen et 11 % pour Éric Zemmour, les partis plus à droite que LR ont donc récupéré 40 % des votes catholiques [223]. Selon le politologue Jean-Yves Camus, spécialiste de l'extrême droite, « *si on écoute Marion Maréchal-Le Pen, les conservateurs ont failli à leur tâche, c'est-à-dire qu'à un moment donné, ils ont préféré, en tout cas pour un parti comme LR, faire dans la « soft ideology » plutôt que*

220 - Thibaud Le Meneec, « Fillon envisage de nommer des ministres Sens commun dans son gouvernement », Le J*ournal du Dimanche*, 16 avril 2017.

221 - « Fillon : "J'ai dans ma majorité potentielle, à la fois Sens commun et à la fois François Baroin" », *Europe 1*, 18 avril 2017.

222 - Enquête Ifop pour les journaux La Croix et Le Pèlerin, « Le vote des électorats confessionnels au 1er tour de l'élection présidentielle », 22 avril 2017.

223 - Enquête Ifop pour les journaux La Croix et Le Pèlerin, « Le vote des électorats confessionnels au 1er tour de l'élection présidentielle », 11 avril 2022.

d'assumer les valeurs conservatrices[224] ».

En effet, de nombreuses personnalités de la droite qui s'étaient exprimées contre le mariage homosexuel, et avaient parfois manifesté aux côtés de la Manif pour tous, sont revenus sur leur engagement. Jean-François Copé considère désormais cette prise de position comme le « *seul grand regret de [sa] vie politique*[225] ». Gérald Darmanin, qui avait annoncé en 2013 sur Twitter, « *Si je suis maire de #Tourcoing, je ne célébrerai pas personnellement de mariages entre 2 hommes et 2 femmes*[226] », a avoué à La Voix du Nord dix ans plus tard : « *Si c'était à refaire, je voterais le mariage pour tous*[227] ». Même chose pour Valérie Pécresse : « *Sur le mariage homosexuel, j'ai changé d'avis parce que tout simplement j'ai réfléchi*[228] ». Christian Estrosi, Damien Abad, Laurent Marcangeli, Éric Ciotti, Éric Woerth, Hervé Morin et Philippe Vigier ont également changé de camp.

Sens commun change de nom en 2020 et devient le Mouvement conservateur, avec beaucoup moins de jeunes, et une ligne po-

224 - Interview, le 23 juin 2023.

225 - Vincent Bresson, « Copé, De Courson... Dix ans après le mariage pour tous, sont-ils toujours opposés à la loi ? », *Le Journal du dimanche*, 23 mars 2023.

226 - « Gouvernement : Gérald Darmanin rattrapé par ses anciens tweets contre le mariage entre homosexuels », *Franceinfo*, 18 mai 2017.

227 - « Mariage pour tous : « Je me suis trompé », assure Darmanin qui annonce des mesures contre l'homophobie », *La Voix du Nord*, 20 avril 2023.

228 - « « Mariage gay : « l'abrogation n'est pas humainement réaliste », estime Pécresse », *RTL*, 16 novembre 2014.

litique plus radicale. Pour la présidentielle de 2022, il se rallie à Éric Zemmour. Ce dernier devient alors la « *figure qui incarne* » les revendications conservatrices catholiques, d'après Jean-Yves Camus [229]. La présidente du Mouvement conservateur, Laurence Trochu, a même fait partie de l'équipe de campagne d'Éric Zemmour. Tout comme Jean-Frédéric Poisson, le président du mouvement « VIA, la voix du peuple » (le parti abrège son nom en VIA).

Ce dernier a été créé par Christine Boutin sous le nom de Parti Chrétien-Démocrate, rebaptisé en 2020. La fondatrice d'Alliance VITA est toujours la présidente d'honneur du parti. L'équipe de campagne du candidat de Reconquête est faite des transfuges de la droite, dont l'intransigeance conservatrice a été trahie. Plus particulièrement, ils sont six (sur 55) à être « *issus de la droite catholique et proches de la Manif pour tous* », d'après une enquête du *Monde* [230]. Pas encore assez pour diriger, mais assez pour se faire entendre.

On retrouve les mêmes alliances mobilisées contre le droit de mourir et l'IVG. Le 24 janvier 2023, le sénateur Stéphane Ravier, transfuge du Rassemblement national qui a rallié Reconquête en 2022, a organisé un colloque au Palais du Luxembourg, « *sur les raisons juridiques, politiques et sociales* » de l'anti-constitutionnalité du droit à l'IVG [231]. Parmi les invités, on retrouvait

---

229 - *Op. cit.*, interview.

230 - Jérémie Baruch, Maxime Vaudano , Vincent Nouvet et Anne Michel, « Derrière Éric Zemmour, les cinquante lieutenants d'une campagne d'extrême droite », *Le Monde*, 12 décembre 2021.

231 - Tweet de Stéphane Ravier, 24 janvier 2023.

Laurence Trochu et Grégor Puppinck. Deux mois plus tard, VIA, le Mouvement conservateur et Reconquête, représenté par Marion Maréchal, ont organisé une « Convention des droites contre la réforme de l'euthanasie ». « *La date de cette convention n'est pas un hasard* », avertit Laurence Trochu dans son discours d'ouverture[232], le 18 mars :

> Demain, une autre convention, une convention dite « citoyenne », rendra son avis officiel au gouvernement[233], et on a vu, ces derniers temps, notamment parce que la presse l'a relayé [comme *Le Figaro, Aleteia* et *Famille Chrétienne*] à quel point cette convention citoyenne s'était déroulée dans des conditions qui lui font perdre toute crédibilité et toute fiabilité [...] "manipulations", questions biaisées, débat orienté, ou encore instrumentalisation et erreurs de vote.

VIA, le Mouvement conservateur et Reconquête sont « *les trois seuls partis qui développent une ligne claire et unie* » contre l'aide active à mourir, a-t-elle affirmé[234]. « *Nous avons entendu depuis longtemps le cri du cœur des Français qui se disent attachés à leur identité, à leur mode de vie, à leur culture, on pourrait presque parler d'instinct de conservation*[235] ». Cette convention des droites a également invité le juriste Jean-Paul Van De Walle d'ADF Interna-

---

232 - « Convention des droites contre la légalisation de l'euthanasie », chaîne YouTube de Marion Maréchal, 18 mars 2023.

233 - La fin de la Convention citoyenne a finalement été décalée au 4 avril 2023.

234 - Convention des droites contre la légalisation de l'euthanasie », chaîne YouTube de Marion Maréchal, 18 mars 2023.

235 - *Ibid.*

tional, et Nicolas Bauer, de l'ECLJ, pour parler des dangers d'un élargissement de la loi Claeys-Leonetti. On dirait que la famille était au complet. On dirait aussi qu'à travers l'euthanasie, une droite dure ouvertement catholique se retrouve.

L'influence de cette droite française s'étend au Parlement européen. Jean-Frédéric Poisson de VIA, la voix du peuple, a été élu au conseil d'administration du Mouvement politique chrétien européen (MPCE ou ECPM, l'acronyme anglais est préféré) en juin 2023. « *Cet engagement au sein du Conseil d'administration de l'ECPM renforce ma détermination à promouvoir aussi sur le plan européen les convictions conservatrices et sociales indispensables [...]* », a-t-il déclaré lors de l'Assemblée générale de l'ECPM qu'il a accueillie à Rambouillet[236].

Affilié au groupe des Conservateurs et réformistes européens (CRE), l'ECPM se définit ainsi : « *À la différence des autres partis européens, l'ECPM se concentre sur l'humain dans sa relation à Dieu* [237] ». Pour les acteurs nationaux, un parti offre non seulement une manière de s'implanter dans les institutions européennes, mais aussi de profiter des contributions du Parlement européen, qui peuvent couvrir jusqu'à 90 % de leurs dépenses. Ainsi, en 2021, derniers chiffres disponibles, l'ECPM a touché plus de 650 000 euros[238]. Pour cela, c'est très simple : il suffit de respecter les principes de respect des droits de l'homme et des droits fondamentaux régis par l'Union européenne.

---

236 - « Jean-Frédéric Poisson, président de VIA | la voie du peuple, entre au « board » du parti européen ECPM », *via-lavoixdupeuple.fr*, 16 juin 2023.

237 - « About ECPM ».

Tous les partis européens se dotent d'une fondation, parce qu'elle leur permet de maximiser les subventions de l'UE. Pour l'ECPM, c'est la fondation Sallux. À travers Sallux, l'ECPM a reçu plus d'un million d'euros de subventions en 2021, ou 8,7 millions d'euros depuis la création du parti en 2010[239]. La fondation est aussi utilisée pour resserrer les liens : l'un des juristes de l'ECLJ, Christophe Joseph Foltzenlogel, en est le secrétaire[240].

Ainsi se renforcent et s'étendent les relations de coopération et de soutien mutuel entre les membres d'un mouvement inédit, qui vise le pouvoir sur nos vies, « *de la conception à la mort naturelle* ».

À l'inverse de la gauche, que l'on soit sur le terrain politique ou social, la force de cette coalition de droite se retrouve dans l'unité de ses valeurs face à l'aide active à mourir. Les mouvements progressistes, en dehors de très rares exceptions, ne se sont en effet pas prononcés sur le droit de mourir, qui relève pourtant des mêmes enjeux que l'avortement : « *L'analogie entre le droit à l'IVG, obtenu par de longues luttes des femmes, et le droit à une AMAM [aide active à mourir] est une évidence. Les deux combats reposent sur un principe unique et universel, "mon corps m'appartient"* », soutenait Monique Ladesou, déléguée de l'ADMD dans le Nord[241]. Que ce soit par les médias ou la sphère politique, la

238 - « Funding from the European Parliament to European political parties per party and per year », mars 2023.

239 - « Grants from the European Parliament to European political foundations per foundation per year », mars 2023.

240 - « « Sallux—Board Members », 22 février 2023,

gauche abandonne le terrain aux ennemis de ses valeurs. Elle laisse agir ses opposants comme s'ils n'étaient que des éléments marginaux, extrêmes, face à l'approbation massive des Français pour le droit de mourir.

Bien que les militants « anti » et ceux qui les suivent ne représentent qu'une faible minorité de Français, ils ont bien démontré leur influence à plusieurs reprises. Ils ont occupé un terrain et conquièrent un électorat qui appartenait auparavant à la droite modérée, tout en entrant dans les plus hautes sphères de la politique et de la justice européenne. Ils se servent actuellement de l'euthanasie pour rassembler leurs partisans autour d'un projet et de valeurs communes, qui reviennent à restaurer une théocratie en arbitre ultime des droits civiques. On a vu la constance de leur vision, leur capacité à incuber des idées sur le long terme. On a vu l'importance pour eux de victoires, même partielles, et leur appétit pour d'autres à venir, encore plus radicales. Les laisser agir autour du droit de mourir, sans une réponse forte et unifiée des progressistes, est une faute stratégique et politique majeure.

---

241 - Monique Ladesou, « Le droit à l'aide active à mourir, un combat féministe », *Politis*, 24 janvier 2023,

Chapitre 3

UNE LOI EN PERPETUELLE GESTATION

par

Jean-Louis Touraine

avec

Mark Lee Hunter et Angèle Delbecq

L'aide active à la mort, sous une forme médicalisée, est évoquée parfois dans le but de faire cesser des souffrances intolérables chez des malades en fin de vie et en impasse thérapeutique. Elle a revêtu des aspects différents au fil des années et, curieusement, ce n'est qu'à une date relativement récente que s'est imposé l'idée d'un choix relevant du patient lui-même.

Dans la deuxième moitié du XXe siècle, des « cocktails lytiques » étaient parfois administrés à ces patients. Il s'agissait de l'association de plusieurs médicaments, par exemple dolosal + largactil + phénergan. À faible dose, ce cocktail est apaisant, et à forte dose il est létal.

La décision et la prescription dépendaient d'un médecin, la réalisation souvent d'une infirmière. Le malade n'était généralement pas informé, encore moins sollicité pour la résolution qui, pourtant, le concernait au premier chef. Fréquemment, la famille du patient était dans la confidence et incitée à « laisser faire ». Le médecin était seul juge de l'indication de cette perfusion mortelle. Il avait, en quelque sorte, le droit de vie et de mort sur le malade. Le soigné était totalement soumis au soignant.

Après quelques décennies, certains médecins se sont élevés contre cette forme d'euthanasie imposée, reflet d'un pouvoir médical excessif, mâtiné de paternalisme : le patient n'en peut plus de cette agonie, il n'existe aucun espoir, aucune perspective, autant lui assurer une mort paisible, un soulagement absolu. Soulagement bien sûr, mais parfois pas du tout celui souhaité par le malade. Dans une telle décision, où est le respect qui devrait être accordé au patient, à sa volonté, à ses convictions ? Qui peut s'arroger le droit de décider à sa place ? Qui peut lui imposer une euthanasie expéditive s'il désire au contraire attendre ce que d'aucuns dénomment « la fin naturelle » ?

Quant à l'infirmière, soumise hiérarchiquement au médecin-chef-de-service, peut-elle invoquer la clause de conscience ? Doit-elle démissionner si cet acte est en profond désaccord avec ses convictions ?

Les critiques discrètement formulées – souvent à mots couverts – ont quand même permis de rendre illégale cette funeste pratique exercée sans contrôle et sans respect d'une éthique biomédicale qui commençait à se développer de façon institutionnelle.

Illégale mais non éradiquée. En vérité, aucune pratique respectueuse, humaniste et tenant compte de l'avis du malade lui-même n'a été mise en place. Les problématiques liées à la fin de vie ont donc perduré. Certains mourants appelaient au secours, réclamant d'être délivrés de leurs souffrances extrêmes et terminales. Leur famille relayait ces demandes. Selon la personnalité du médecin, il était alors répondu, soit que rien ne pouvait être fait en dehors des prescriptions d'antalgiques, soit que la parole du malade était entendue et qu'une aide active à mourir serait réalisée en catimini, dans l'illégalité et pas toujours dans des conditions optimales. Chaque année, selon la dernière étude[242], 1 200 à 4 800 euthanasies clandestines sont réalisées en France : 1 200 si l'on tient compte seulement des cas où il existe une intention létale déterminée et à court terme ; 4 800 si l'on ajoute les circonstances où des doses très fortes de produits médicamenteux sont utilisées à des fins antalgiques ou sédatives, doses susceptibles d'entraîner la mort à plus ou

242 - Sophie Pennec et al., « Les Décisions médicales en fin de vie en France. » Institut national des études démographiques, Population et Sociétés, N° 494, Novembre 2012.

moins brève échéance.

Pourtant, dès la fin des années 70, le sénateur Henri Caillavet (qui avait déjà fait passer une loi sur le don d'organes post mortem en 1976) rédigeait un texte de loi sur l'euthanasie : « proposition de loi relative au droit de vivre sa mort, 6 avril 1978 ». Il s'agissait alors essentiellement de mettre un terme à « l'acharnement thérapeutique » que les médecins de la seconde moitié du XXe siècle étaient tenus d'appliquer, faute d'être poursuivis pour non-assistance à personne en danger (article 63 du Code pénal). « *Faut-il la vie à n'importe quel prix ?* », interroge Henri Caillavet, qui souhaite poser « *le principe du droit reconnu à tout majeur ou mineur émancipé, sain d'esprit, de s'opposer à la prolongation artificielle de sa vie s'il est atteint d'une maladie incurable* ». Dans son argumentation il est précisé : « *l'homme est avant tout un être doué d'intelligence et non un être de chair. Prétendre le contraire réduirait l'homme à peu de chose* » [243].

Bien que modéré, ce projet était alors repoussé, probablement perçu comme dérangeant par les uns et trop avant-gardiste par les autres.

Dès cette période, certains émettaient l'idée qu'il suffirait de développer des unités de soins palliatifs pour résoudre tous les problèmes de l'ensemble des malades en fin de vie. Il est vrai que rien de très structuré n'était alors en place en France pour accompagner les mourants et les malades en phase évoluée d'une impasse thérapeutique. Il existait des modèles d'organisation

243 - Henri Caillavet,
« Proposition de loi relative au droit de vivre sa mort. »
Sénat, 6 avril 1978.

des soins palliatifs dans d'autres pays dont la France pouvait s'inspirer. C'est ce qu'elle réalisa par la « circulaire relative à l'organisation des soins et l'accompagnement des malades en phase terminale », en date du 26 août 1986[244].

Il s'agit là d'un progrès qui tente de combler le vide des soins palliatifs. Deux problèmes apparaissent cependant très vite :

• Le dernier article de la circulaire indique que « *les moyens nécessaires à la mise en application pratique des soins d'accompagnement des mourants seront recherchés par le redéploiement des moyens existants* ». L'absence de moyens financiers propres et nouvellement définis condamne les soins palliatifs à un important sous-développement structurel, encore évident aujourd'hui, près de 40 ans plus tard : après cinq plans successifs de « développement des soins palliatifs », moins d'un tiers des demandes sont satisfaites.

• L'appropriation de cette discipline nouvelle est le fait de soignants motivés et dévoués, ce qui va encourager un esprit de corps. À la différence de la plupart des autres pays, ces soignants sont presque exclusivement sélectionnés, dans la phase initiale, au sein des groupes de chrétiens militants, heureusement convaincus qu'il faut faire cesser les pratiques d'euthanasie clandestine imposées à l'insu du patient, mais également persuadés qu'il faut conduire une croisade contre l'idée que certains patients peuvent légitimement solliciter une dispense d'agonie.

---

244 - circulaire-laroque.pdf

Aujourd'hui encore, beaucoup parmi les responsables des structures et des sociétés savantes de soins palliatifs en France s'expriment fortement contre toute aide active à mourir, par principe et dans toutes les circonstances. Ils se démarquent ainsi de la population française et du corps médical, qui sont respectivement 93 % et 71 % à prôner la liberté de choix du malade, son respect et la satisfaction de son désir par des personnes formées à cette action (lorsque, bien sûr, la demande apparaît fondée, et en respectant les termes d'une loi prochaine encadrant la pratique).

Cette opposition, qui n'existe dans aucun autre pays à l'égal de la France, aboutit à faire se dresser l'un contre l'autre, soin palliatif et aide active à mourir.

Dans son livre *L'Euthanasie au seuil des soins palliatifs*, la médecin belge Corinne Van Oost pose à dix intervenants de terrain la question « l'euthanasie est-elle un soin ? ». Et il apparaît que c'est effectivement, pour les malades concernés, le soin ultime qu'ils revendiquent. Rappelons que cette autrice avait précédemment publié le livre *Médecin catholique, pourquoi je pratique l'euthanasie*. Pour elle, l'euthanasie n'a pas dénaturé la philosophie des soins palliatifs ; au contraire, elle l'a complétée.

Quittons la Belgique pour revenir en France. L'objectif en fin du XXe siècle était de développer les soins palliatifs, en espérant ainsi atteindre également un deuxième but : faire reculer les demandes d'aide active à mourir. Ni l'un ni l'autre n'a été atteint. Nous avons cité ci-dessus le faible développement des soins palliatifs, et chacun est témoin de l'augmentation des demandes d'euthanasie. D'ailleurs, nous verrons plus loin que ces demandes perdurent presqu'à l'identique, même lorsque les conditions idéales de soins sont réunies. Quand la volonté des malades est très forte et qu'elle se heurte à un refus formel en France, nombreux sont ceux qui vont solliciter les services des autres pays, au premier rang desquels la Belgique et la Suisse.

2002, LES LOIS KOUCHNER : RENFORCER LES DROITS DES MALADES

La loi du 9 juin 1999 avait l'ambition (ou la prétention) de créer un droit pour tout malade d'accéder à des soins palliatifs et à un accompagnement. (Vingt-quatre ans plus tard, à peine un tiers des demandes liées à ce droit sont satisfaites.) Cette même loi indique également que la personne malade peut s'opposer à toute investigation ou à toute thérapeutique.

En fait, c'est la loi Kouchner du 4 mars 2002 qui définit véritablement les droits du patient[245]. Dès lors, le médecin doit respecter la volonté de celui-ci après l'avoir informé des conséquences de ses choix. Il est précisé que si le malade exprime le désir d'arrêter un traitement, cette décision doit être respectée mais, lorsqu'une telle interruption met en danger la vie du patient, le médecin doit tout mettre en œuvre pour le convaincre d'accepter les soins indispensables.

Cette loi ne traite pas spécifiquement des droits du malade en fin de vie, et n'évoque pas le cas où celui-ci réclame une aide ac-

245 - legifrance.gouv

tive à mourir. Elle réaffirme utilement l'obligation pour le corps médical de soulager les douleurs des patients, complétant les dispositions déjà prises en ce sens par la loi du 4 février 1995, laquelle stipule que les établissements sanitaires et médico-sociaux doivent mettre en œuvre les moyens permettant une prise en charge de la douleur chez les personnes qu'ils hébergent.

Dès le tournant du siècle, avec les divers textes adoptés dont les lois Kouchner, on pourrait croire que, en théorie, les soins palliatifs, le traitement de la douleur et la liberté de refuser des soins excessifs ont été mis en place. Ainsi, « *toute personne malade dont l'état le requiert a le droit d'accéder à des soins palliatifs et à un accompagnement* ». De même, « *toute personne a le droit de recevoir des soins visant à soulager sa douleur* ». De plus, « *la personne malade peut s'opposer à toute investigation ou toute thérapeutique* ».

Deux problèmes majeurs subsistent : 1) la pratique est bien différente de ce que prévoyait la construction législative et 2) des lacunes persistent, car des pans entiers de la problématique « fin de vie » ne sont pas abordés. Pour ne citer que cet exemple, rien n'est prévu pour répondre aux malades demandant avec insistance une aide active à mourir.

Beaucoup d'autres pays se saisissent de cette question. La France, peut-être par frilosité ou par crainte face à un sujet sensible, refuse de l'aborder franchement. En Belgique, pour ne prendre que l'exemple de cet État, des textes législatifs sont adoptés simultanément en 2002 pour dépénaliser l'euthanasie, pour promouvoir les droits du patient et pour développer les soins palliatifs.

2005, LA PREMIÈRE LOI LEONETTI : CONTRE « L'OBSTINATION DÉRAISONNABLE »

Un espoir se fait jour pour ceux qui prônent dans notre pays le droit de choisir sa fin de vie. C'est sans compter avec l'ambiance conservatrice qui prévaut alors. Ainsi la loi Leonetti du 22 avril 2005, première loi française spécifiquement consacrée à la fin de vie[246], n'apporte pas de progrès substantiels. Certes, elle redit plus clairement l'interdiction de l'acharnement thérapeutique, rebaptisé « obstination déraisonnable ». À un certain stade évolutif de la maladie, il est prévu que les traitements à visée curative ne doivent plus être poursuivis, et l'obligation de la mise en route des soins palliatifs est rappelée. La possibilité de rédiger des directives anticipées est spécifiée, et elle s'ajoute à la capacité de désigner une personne de confiance, comme le prévoyaient les textes antérieurs. La loi permet certaines formes d'euthanasie passive chez quelques-uns des malades en phase avancée et terminale d'une affection grave et incurable. Elle autorise parfois l'arrêt de l'alimentation artificielle. En revanche, elle prohibe toute forme d'euthanasie active.

Le résultat de cette extrême frilosité, de ce manque de courage dans les décisions, est la constatation unanime : « *on meurt mal en France* ». Cette formule, que certains considèrent même comme une litote, est entendue de toutes parts, dans toutes les bouches, celles de nombreux députés, celles de Didier Sicard,

---

246 - « Loi N° 2005-370 du 22 avril 2005 relative aux droits des malades et à la fin de vie ».

président du Comité consultatif national d'éthique, devenu rapporteur pour la préparation de la prochaine loi, celle-même de Jean Leonetti, dont la loi précédente ne fait pas florès.

De fait, que désirent les malades en fin de vie ? Le plus souvent, terminer leurs jours chez eux, dans un environnement familier, et surtout entourés de ceux qu'ils aiment. En contraste, que leur offre-t-on ? De mourir dans un lit d'hôpital au sein d'une chambre impersonnelle, souvent seuls, avec un accompagnement réduit (les personnels hospitaliers courant de tâche en tâche et les proches n'étant pas toujours acceptés à certaines heures). En deux mots, ils désireraient une « mort solidaire » et n'ont désormais droit qu'à une « mort solitaire ».

2012-16, LA RÉFORME INAPPLIQUÉE (ET INAPPLICABLE ?) DE LA LOI CLAEYS-LEONETTI

Encore un espoir naît lors de la préparation de la deuxième loi sur la fin de vie. En effet, le candidat François Hollande indique, parmi les 60 engagements pour la France, le 26 janvier 2012, à la Maison des métallos, que la vingt et unième mesure prévoira une « assistance médicalisée pour terminer sa vie dans la dignité ». Chacun y va de son interprétation, les uns rappelant son opposition antérieure à l'euthanasie, les autres indiquant que la formulation rappelle tout à fait les objectifs de l'Association pour le droit de mourir dans la dignité (ADMD).

Élu Président, François Hollande nomme une commission et suscite des réflexions éthiques sur le sujet. Le projet de loi[247] est rédigé par Alain Claeys et Jean Leonetti ; il ne prévoit ni euthanasie, ni suicide assisté. Il cherche, dans une demi-mesure perçue par certains comme ambiguë, une solution intermédiaire : la sédation profonde et continue jusqu'au décès. Le patient en fin de vie, lorsqu'il présente une souffrance réfractaire ou lorsqu'il décide d'arrêter le traitement et risque alors d'être la proie de douleurs intolérables, peut demander à être profondément endormi jusqu'à la mort. L'alimentation et l'hydratation sont arrêtées. La mort survient généralement très vite ; si ce n'est pas le cas, elle est la résultante de la déshydratation et de ses conséquences, notamment au niveau des reins.

Bénéfique pour soulager en grande partie les souffrances chez un malade qui décède en moins de deux jours, cette solution est beaucoup discutée quand son application s'étend au-delà d'une semaine. Pour le bioéthicien Emmanuel Hirsch, cette loi, qui proposait un compromis, aboutit en fait à une compromission. Ceux qui attendaient l'introduction du droit à l'aide active à mourir sont déçus d'une prise en considération très insuffisante de la volonté du malade. Ceux qui voulaient le statu quo ante, crient à l'euthanasie déguisée.

De fait, des années après cette loi du 2 février 2016, le nombre de sédations profondes effectuées chaque année est inférieur à celui qui caractérisait la période précédente. Peu de gens, parmi les malades comme parmi les soignants, se sont approprié la loi. D'aucuns ont prétendu qu'elle n'était pas assez connue, qu'il fallait attendre davantage. Non, la vérité est que plus elle

---

247 - « Loi N° 2016-87 du 2 février 2016 créant de nouveaux droits en faveur des malades et des personnes en fin de vie. ».

est connue, plus sa mise en œuvre est limitée à des cas rares. Une loi non appliquée est généralement une loi perçue comme inapplicable.

Croyez-vous que les femmes qui désiraient recourir à une interruption volontaire de grossesse (IVG) aient hésité lorsque la loi Veil du 17 janvier 1975 a été promulguée ?

L'aide active à mourir demeure prohibée. J'avais cependant proposé un amendement prévoyant l'introduction de celle-ci, lors de l'examen de la loi Claeys-Leonetti à l'Assemblée nationale. De nombreux autres députés de la majorité avaient co-signé cet amendement.

Mais au moment de cette discussion dans l'hémicycle, un message issu de l'Élysée venait prôner la réserve, la timide prudence face à cette proposition progressiste, dans un moment où la France se remettait à peine des agitations suscitées par les ultra-traditionalistes lors du vote de la loi consacrant l'accès au mariage pour les homosexuels [248]. Plusieurs des députés ayant exprimé antérieurement une opinion favorable et/ou ayant signé l'amendement s'absentaient alors, et ne participaient pas au vote. L'aide active à mourir était ainsi repoussée par la majorité des parlementaires restés en séance. Plus tard, n'étant alors plus président de la République, François Hollande se demandait s'il n'aurait pas dû aller jusqu'à la réalisation de cette avancée.

Cette même loi Claeys-Leonetti consacre le caractère opposable, s'imposant à tous, des directives anticipées rédigées préalablement par le malade, pour peu que celles-ci ne soient pas « mani-

248 - Voir notre discussion de l'impact de la Manif pour tous dans le chapitre 2.

festement inappropriées ». Elle ne spécifie pas précisément qui décide si des directives anticipées, respectueuses de la loi, sont inappropriées et donc à rejeter. Un médecin ? Mais lequel ? Un médecin traditionaliste ou un médecin progressiste ? Un successeur de Jérôme Lejeune, opposant inflexible du droit de mourir, ou de Léon Schwartzenberg, sanctionné en 1990 pour avoir déclaré son soutien à l'euthanasie ?

2017-21 : LE CHOIX DU MALADE EN FIN DE VIE BLOQUÉ

Au cours des deux dernières décennies, le nombre de pays européens, américains ou d'autres continents ayant légiféré sur l'euthanasie et/ou le suicide assisté en fin de vie a grandement progressé, pour devenir majoritaire parmi les démocraties. Ceci, joint aux espoirs réveillés par l'amendement sur l'aide active à mourir de 2016, a généré un nombre inhabituel de propositions de loi présentées sur ce sujet pendant la quinzième législature. Il y en eut au moins cinq enregistrées par la présidence de l'Assemblée nationale et une par la présidence du Sénat.

Dès l'élection de juin 2017, j'en déposais une première version, reformulée et complétée dans la deuxième mouture : « proposition de loi visant à garantir et renforcer les droits des personnes en fin de vie ». Celle-ci, co-signée par 117 de mes collègues, était enregistrée à la présidence de l'Assemblée nationale le 26 janvier 2021. Caroline Fiat, au nom du groupe France insoumise, Marine Brenier, au nom des Républicains et Olivier Falorni, sous l'égide du groupe Libertés et Territoires, en faisaient de même. Marie-Pierre de la Gontrie, sénatrice socialiste, organisait quant à elle la présentation de sa proposition de loi au Sénat.

Les gouvernements d'Édouard Philippe et de Jean Castex n'ayant pas alors exprimé le désir de reprendre à leur compte un projet de loi sur ce thème, il convenait que le débat se développe dans ce que l'on appelle « une niche parlementaire », à l'initiative des députés et des sénateurs. C'est ainsi que furent débattus les textes de Caroline Fiat, de Marie-Pierre de la Gontrie et surtout celui d'Olivier Falorni[249]. Cette dernière proposition se prêta à tout un travail d'enrichissement par des amendements issus des divers groupes, jusqu'à ce qu'elle devienne l'objet d'une appropriation collective. Cette tâche patiente, sérieuse et minutieuse fut réalisée dans la commission des affaires sociales, aboutissant à une proposition commune portée par Olivier Falorni . Le texte dénommé « proposition de loi donnant et garantissant le droit à une fin de vie libre et choisie » était voté par la commission des affaires sociales puis enregistré à la présidence de l'Assemblée nationale le 1er avril 2021.

Le travail transpartisan sur ce texte avait été rendu facile par l'absence d'enjeu politique (des opinions favorables se retrouvant d'ailleurs dans presque chaque groupe politique) et par des discussions fréquentes au sein d'une assemblée de 123 députés, de partis et de points de vue variés, réunis dans le « groupe d'études : fin de vie ». Présidant ce groupe de 2017 à 2022, j'avais eu à cœur d'organiser des auditions présentant des opinions et des expériences multiples, françaises ou étrangères.

Le 8 avril 2021 se tient dans l'hémicycle de l'Assemblée natio-

---

249 - assemblee-nationale.fr

nale une séance mémorable. Après l'examen d'un premier texte sur les langues régionales, arrive en discussion vers 16 heures la très attendue proposition de loi d'Olivier Falorni sur la fin de vie[250]. Ce jeudi, les députés sont très nombreux car l'enjeu est de taille. Ils savent que le temps presse, car la séance devra s'arrêter à minuit. Quelques-uns, réfractaires à ce progrès, vont « jouer la montre », prolonger les débats, multiplier les amendements, tenter d'empêcher tout vote d'un quelconque article de cette loi. D'ailleurs, un quarteron de députés traditionalistes a déposé 4 000 amendements à cette seule fin de retarder le vote par des discussions sans fin, parfois sur des sujets de fond, plus souvent sur des aspects de pure forme. Il s'agit d'un dispositif dénommé « obstruction parlementaire » mais rien ne s'oppose dans les textes à cette pratique, même lorsque les propositions d'amendements soumises alors au débat sont parfaitement farfelues.

Olivier Falorni, fortement applaudi sur la majorité des bancs, est la cible de tous les regards. En position centrale, immédiatement au-dessous de la Présidente, il est en partie dissimulé par les piles d'amendements qu'il a disposées devant lui pour dénoncer cette tentative d'obstruction au vote d'une loi très attendue par la majorité des députés.

Olivier Falorni commence par rappeler le choix, un mois plus tôt, de Paulette Guinchard, ancienne secrétaire d'État chargée des personnes âgées et atteinte d'une très grave maladie neurodégénérative, d'aller en Suisse pour un suicide assisté, au moment où sa pathologie était parvenue à un stade très

---

250 - « Proposition de loi n°288 donnant le droit à une fin de vie libre et choisie ».

avancé. En 2005 pourtant, elle avait co-signé une tribune dans Le Monde en défaveur de l'aide active à mourir [251]. Confrontée à une maladie terrible, sa réflexion avait évolué, et elle regrettait que la France n'offre pas cette liberté, obligeant des malades à s'expatrier pour ce dernier voyage. Olivier Falorni mentionne ensuite l'examen et le vote de la proposition de loi sur le droit à une fin de vie libre et choisie par la commission des affaires sociales de l'Assemblée nationale. Il dénonce alors la multiplicité d'amendements dont le seul but est d'empêcher les députés de voter une loi attendue par 96 % des Français (selon un sondage Ipsos de 2019 [252]).

Le ministre de la Santé Olivier Véran et plusieurs députés rappellent les enjeux ainsi que la préparation rigoureuse et prolongée de ce sujet. Olivier Véran conclut la discussion générale par cette phrase : « *L'obstruction parlementaire d'aujourd'hui annonce souvent les grandes victoires parlementaires de demain* ». Qu'il en soit ainsi.

Il s'agit alors d'examiner les articles de la proposition de loi. Un groupe de sept députés parmi ceux favorables à l'adoption du texte pilote le déroulé des opérations. Ils appartiennent à tous les grands groupes.

Nous avons un objectif unique : tenter de faire voter l'article 1, celui qui introduit l'aide active à mourir dans la loi. Pour cela,

---

251 - « Accompagner la fin de vie : La légalisation de l'euthanasie aurait-elle été une meilleure solution ? Nous pensons que non. » *Le Monde*, 28 avril 2005.

252 - Ipsos, « La Situation des libertés publiques en France. » Mars 2019.

il nous faut raccourcir la durée des débats, réfréner notre désir de répondre aux propos des opposants, nous limiter à quelques mots, puis voter contre tous ces amendements qui visent à déconstruire la loi et surtout à retarder le vote.

Quelle frustration de devoir entendre (en se privant de répondre) que l'on débattrait dans la précipitation et sans réflexion, sur l'aide à mourir pour les malades en fin de vie, alors que la question est discutée au Parlement depuis un demi-siècle ! Que le respect de la vulnérabilité d'une personne devrait s'opposer à l'humanisme ! Que les soins palliatifs sont en contradiction avec l'aide active à mourir ! Qu'il ne faut pas écouter le point de vue des patients mais seulement celui des médecins spécialisés dans l'accompagnement à la « mort naturelle » ! Que le débat est indécent lorsque le monde a traversé la pandémie de Covid-19, qui plus est le jour Yom HaShoah, où est commémoré le souvenir de la Shoah et des combattants du ghetto de Varsovie !

Bien sûr, de temps en temps, nous nous autorisons un mot de rectification. Nous assurons nos opposants du respect de leurs convictions et rappelons que la loi en discussion n'impose rien, absolument rien, à ceux qui refusent le recours ou la participation à une euthanasie. Elle ne prétend que donner à chacun le droit d'agir en son âme et conscience.

Le temps s'écoule, chaque amendement d'obstruction est présenté, aussi longuement que possible par les opposants à la loi. Nous répondons très, très peu, nous contentant de voter contre ces milliers d'amendements de blocage. L'horloge tourne. Si l'évolution de l'examen du texte se poursuit à ce rythme, l'article 1 ne sera pas intégralement analysé et ne sera donc pas soumis au vote avant minuit.

Heureusement l'un d'entre nous, Guillaume Chiche, a prévu une parade. Il a lui-même proposé un amendement de réécriture d'une part significative de l'article 1. Rien ne change dans ce qui est proposé mais les mots sont un peu différents. Si nous parvenons à faire voter cette formulation nouvelle, tous les amendements d'opposition portant sur le texte antérieur tomberont, et nous éviterons plusieurs heures de discussion et de votes multiples. L'opération réussit. L'amendement Chiche est voté et nous gagnons des heures précieuses. La fin de l'article 1 est discutée et celui-ci est soumis au vote aux environs de minuit. Pas moins de 83,5 % des députés adoptent ce texte sans ambiguïté.

L'Assemblée nationale est donc clairement favorable à la mise en place dans notre pays d'une assistance médicalisée active à mourir aux malades en fin de vie qui en font la demande expresse. Dans le même article voté, il est stipulé que les professionnels de santé, notamment les médecins, ne sont absolument pas tenus de participer à une telle procédure et que, en cas de refus de leur part, ils doivent simplement orienter le malade vers un praticien susceptible d'accepter sa demande.

Liesse dans l'hémicycle ! Moment rare de solidarité entre les députés de groupes très divers. Sensation collective de soulagement et de devoir accompli. Nous y sommes arrivés ! L'obstruction a été surmontée. Sur cette question sociétale trop longtemps immobile dans notre pays, une avancée actée à l'Assemblée nationale fait que rien ne sera plus comme avant. Les députés acteurs de ce progrès sont tour à tour remerciés et applaudis. Longue, très longue standing ovation ! Chacun reste modeste mais tous sont heureux que les efforts patients des années écoulées trouvent enfin un début de reconnaissance et de cheminement vers un respect accru du patient en fin de vie.

Une demi-douzaine d'entre nous prend publiquement la parole, tour à tour, pour conclure cette séance qui restera dans la mémoire des députés de la 15e législature jusqu'à leur mort. Tous, progressistes ou réfractaires, sont remerciés et reçoivent des témoignages de respect. Pour ce qui me concerne, je centre mon propos sur le fait qu'il « *n'y a dans cet hémicycle ni député gagnant ni député perdant. Les gagnants sont hors de l'hémicycle : ce sont tous les malades qui sont en fin de vie. Ils viennent de gagner un droit, celui d'être entendus, d'être écoutés et d'être reconnus* [...] *Ces malades me font penser aux femmes qui, en 1974-75, ont pu, ici même, conquérir le droit de pouvoir décider si elles prolongeaient leur grossesse ou si elles l'arrêtaient* »[253].

Malheureusement, pour qu'une loi sur l'aide active à mourir voie le jour, il faut encore un long cheminement : vote des articles suivants à l'Assemblée nationale, vote au Sénat, adoption par la commission mixte paritaire et enfin promulgation.

Dans les jours suivants, je rédige un courrier officiel que je fais cosigner par la moitié des députés, demandant au Premier ministre, Jean Castex, d'inscrire l'examen des articles suivants à l'agenda de l'Assemblée nationale. Sans réponse dans les semaines suivantes, trois ou quatre d'entre nous allons rencontrer à l'Hôtel Matignon, Nicolas Revel, alors directeur de cabinet du Premier ministre.

Celui-ci paraît embarrassé par notre question. Il explique que la bonne réponse n'a pas encore été trouvée, que la demande des

---

253 - XVe législature, Session ordinaire de 2020-2021, Séance du jeudi 08 avril 2021.

députés est comprise, et qu'une formulation appropriée sera recherchée et nous sera prochainement transmise.

Juin arrive sans qu'un courrier nous parvienne.

Je vois Jean Castex. Il m'explique que nous nous acheminons vers la fin du mandat (dans onze mois), que cette question sera traitée plus confortablement au début du prochain mandat et que cela sera abordé pendant la campagne électorale. Je comprends qu'il n'a pas envie de s'atteler lui-même à cette tâche. De fait, sa procrastination a évité que le sujet ne soit traité.

2023 : UNE RÉFORME ENFIN COMPLÈTE ?

Aux parlementaires actuellement en fonction (en 2023) de choisir les termes du texte attendu avec impatience. Le gouvernement a annoncé qu'il était sur le point de présenter un projet de loi, lequel serait corrigé, complété, peaufiné par les députés et les sénateurs.

Respectons bien sûr cette procédure. Au terme d'une longue démarche de réflexion au sein de la société civile – fondée sur le remarquable travail de la Convention citoyenne, celui du Comité national d'éthique [254], du Conseil économique, social et environnemental [255], de l'Académie de médecine [256] et de

254 - « Avis 139 : Questions éthiques relatives aux situations de fin de vie : autonomie et solidarité. » 30 juin 2022.

255 - Dominique Joseph, Rapporteur, « Fin de vie : Faire évoluer la loi ? » Mai 2023.

tant d'autres contributions – il est devenu amplement légitime d'espérer que la loi apporte des solutions plus complètes que par le passé.

Un élément positif en ce sens est la présence de Yaël Braun-Pivet à la présidence de l'Assemblée nationale, et celle d'Agnès Firmin Le Bodo au ministère de la Santé et de la Prévention (ministre déléguée chargée de l'Organisation territoriale et des Professions de santé), missionnée pour le projet de loi sur la fin de vie. Toutes les deux étaient des actrices zélées, efficaces et enthousiastes ayant contribué aux progrès obtenus à l'Assemblée nationale le 8 avril 2021.

Les soins palliatifs devront, c'est évident, devenir accessibles à tous. La loi actuelle prévoit ce droit mais les moyens n'ont jamais été déployés pour le rendre applicable de façon concrète, partout en France. Plus que de multiplier les centres de soins palliatifs (il en faut, bien sûr, y compris pour la formation des professionnels), il importera de développer largement les équipes mobiles. Celles-ci viennent apporter des soins palliatifs là où se trouve le patient, chez lui ou dans le service hospitalier de spécialité qui l'a pris en charge pour sa maladie. Ainsi, la personne en fin de vie n'est pas déplacée et les équipes soignantes appliquent les règles que les spécialistes des soins palliatifs viennent leur indiquer.

Tout cela suppose que l'ensemble des médecins et des infirmières soient davantage entraînés, grâce à la formation continue, à cet accompagnement en fin de vie, en tenant compte

256 - Le 17 juillet 2023, l'Académie nationale de médecine s'est dit favorable au suicide assisté.

des évolutions récentes ou en cours. La formation des aidants proches pourrait aussi être envisagée. Une telle démarche a beaucoup plus de probabilité de progression dans la période actuelle où il est illusoire de rêver à un décuplement des spécialistes de ces questions. De plus, elle correspond bien aux désirs des malades et de leurs proches.

Indispensables, délivrés par des professionnels dévoués et compétents, les soins palliatifs ne sont pas suffisants et ne répondent pas à toutes les demandes. Certains patients veulent être dispensés d'agonie, de souffrances inapaisables, au moment où il n'existe plus de perspectives pour eux. Malgré la qualité des soins dispensés, un peu plus de la moitié des malades ayant demandé une aide active à mourir lors de l'entrée dans un service de soins palliatifs et ayant survécu plus de sept jours, la réclament encore une semaine plus tard, d'après une étude récente très rigoureuse[257].

Sur des questions de ce type, espérer une loi immédiatement complète et immuable est une utopie. Rappelons que la loi sur l'IVG, très bien rédigée, a cependant dû être retouchée à plusieurs reprises. Il en sera de même pour cette loi sur la fin de vie qui va privilégier le droit du malade, sa liberté de choix. Pourra-t-elle, par exemple, immédiatement apporter des solutions dans toutes les circonstances d'inaptitude à une décision par le malade lui-même ? Dans certaines affections neurodégénératives avec atteinte grave des facultés cognitives et perte de la capacité de discernement, telle la maladie d'Alzheimer, lorsque la progression

---

257 - Hélène Trimaille, Florence Mathieu-Nicot, Morgane Bondier, Aurélie Godard-Marceau, Régis Aubry, Lionel Pazart, Aline Chassagne. « Évolution des demandes d'euthanasie ou de suicide assisté selon les professionnels de santé », *Médecine Palliative*, 22/2, 2023, pp. 84-100.

pathologique a atteint un stade avancé, sans que le malade ait rédigé ses directives anticipées ? Dans de très graves affections psychiatriques ? Chez le nourrisson ou le grand prématuré ?

Cependant, il apparaît essentiel d'introduire ce respect du choix prioritaire du malade. Un choix à l'abri de toute pression, d'où qu'elle puisse venir. Un droit nouveau pour le malade. Un droit qui soit, comme tous les autres, encadré. Un droit conditionné à l'affirmation par des professionnels de l'état de maladie incurable et en impasse thérapeutique. Avec une information à la famille et parfois son implication dans l'accompagnement, mais non dans la décision elle-même, qui appartient au patient.

Le choix de la modalité de fin de vie offert à chacun doit être complet : attente de la « fin naturelle », sédation profonde ou aide active à mourir. Dans ce dernier cas, il importe que les deux options (euthanasie et suicide assisté) soient présentées au malade. On entend que certains professionnels préfèreraient qu'il ne soit légiféré que sur le seul suicide assisté, échappant ainsi à toute responsabilité. Outre que cette restriction traduit un manque de courage, elle ne respecte pas suffisamment le droit prioritaire du malade. D'ailleurs, pour des raisons physiques de handicap sévère ou pour des raisons psychiques respectables, certains patients privilégient le recours à l'euthanasie sur la pratique du suicide assisté.

Dans un autre ordre d'idées, la clause de conscience concerne les médecins individuellement mais non les établissements. Lorsque la loi sur l'aide active à mourir sera promulguée, il ne sera pas acceptable que des établissements entiers refusent de l'appliquer. Seuls des professionnels pourront, à titre personnel, se soustraire à cette activité, mais les murs dans lesquels ils exercent n'invoqueront pas une conscience dont ils sont dénués. Un autre médecin pourra, dans les mêmes lieux, procéder à l'action demandée par le malade, dans le cadre de la loi.

Bien sûr, le texte et les modalités d'application seront respectueux des convictions et des choix de chacun ; mais ils ne permettront à aucune personne, à aucun courant de pensée, d'imposer son diktat aux autres. Une avancée courageuse est réalisable, sans créer de déséquilibre dans une société prête depuis plus de 20 ans pour cette évolution.

Les dispositions législatives devront certainement affirmer que dans l'aide active à mourir chez un patient avec une maladie incurable, comme dans la sédation profonde et continue avec interruption de l'alimentation et l'hydratation, ce n'est pas le médecin qui apporte la mort mais la maladie. Une maladie qui, le plus souvent, aurait emporté le malade beaucoup plus tôt dans les conditions naturelles mais que la médecine moderne a pu contenir durablement... jusqu'au stade où le malade ne supporte plus ses souffrances.

Le serment d'Hippocrate est préservé dans son esprit, sinon dans sa lettre : « *Je ferai tout pour soulager les souffrances. Je ne prolongerai pas abusivement les agonies. Je ne provoquerai jamais la mort délibérément* » [258]. La formulation du texte rédigé par Hippocrate ou par les Pythagoriciens il y a environ 25 siècles a déjà dû être beaucoup modifiée pour intégrer la possibilité de l'IVG, ou celle de l'intervention chirurgicale sur les vessies lithiasiques...

---

258 - Traduction du Conseil national de l'ordre des médecins.

et pour permettre que soient payés les enseignants dans les facultés de médecine.

Une loi aussi complète que possible se doit d'être courageuse et ne pas s'arrêter au milieu du gué. Une nouvelle loi frileuse, ne respectant ni les exigences du droit des malades ni la demande sociétale presque unanime, générerait des exaspérations (le mot est faible), ainsi que des transferts de malades toujours plus nombreux vers l'étranger, et obligerait à une nouvelle élaboration de loi complémentaire dès le prochain mandat.

Comme dans le cas de l'IVG, il ne s'agit pas d'une question principalement médicale, même si l'aide d'un médecin est requise, mais d'une question personnelle, individuelle, en même temps que de la conquête d'un droit nouveau. Le parallélisme entre la loi sur l'IVG et celle sur l'aide active à mourir est étonnant. Les deux avancées recueillent les mêmes soutiens et affrontent les mêmes opposants. Dans les deux cas, la population est en avance sur ses dirigeants, et la France tarde plus que les pays comparables à enregistrer ce progrès sociétal.

Comme avec l'IVG, avant la légalisation, les personnes fortunées vont à l'étranger obtenir satisfaction, tandis que les solutions proposées dans les milieux populaires sont très médiocres, voire dangereuses et sources de grandes souffrances.

Il s'agit dans ces deux cas de la reconnaissance d'un droit supplémentaire, pour les femmes dans le premier, pour les personnes en fin de vie dans l'autre. Avant ces lois, des manifestations populaires, intellectuelles et artistiques signalent l'impatience de la société, tandis que les cours de justice sont désorientées, n'osant plus condamner ce qui n'est pas condamnable aux yeux des Français.

Les deux lois exigent un peu de courage et doivent s'écarter de tout compromis frileux. Imaginer que l'on légifère pour le suicide assisté mais contre l'assistance que représente l'euthanasie, c'est un peu comme si Simone Veil avait privilégié une IVG réduite aux femmes violées ou en danger de mort et en leur donnant les instruments permettant un curetage. « *Débrouillez-vous !* » n'est pas une interjection que l'on peut jeter à la figure d'une femme enceinte, ni à celle d'un malade en agonie. Nous avons été totalement choqués de l'entendre d'un opposant au cours de la Convention citoyenne : « *Le suicide, c'est pas interdit, on est en 2022, il suffit d'aller sur Internet pour voir comment est-ce qu'on peut mourir !* [259] » Soyons maintenant dignes du courage et de la détermination intelligente de Simone Veil.

On a abondamment parlé – souvent en tordant le cou aux faits – de la « douleur » qui suivrait l'instauration d'un droit de choisir sa mort. On a moins dit combien la création de ce droit soulagera de nombreuses personnes. Parmi les médecins, cela soulagera ceux qui cherchent des alternatives plus ou moins imparfaites à l'aide active à mourir, ou qui orientent leurs malades vers des pays étrangers. Surtout, cela soulagera l'ensemble des malades affrontant des souffrances physiques et psychiques non apaisées. Tous ne demanderont pas une aide active à mourir, mais tous seront rassérénés, sachant que celle-ci est à leur disposition et qu'ils pourront la demander en cas de nécessité.

---

259 - Angèle Delbecq, Jean-Louis Touraine et Mark Lee Hunter, « Les soignants de la Convention citoyenne contredisent les statistiques : barrage à l'aide active à mourir ». ***Mediapart***, 9 janvier 2023.

Nous avons trop attendu. Il importe maintenant d'avancer de manière résolue. Pour les malades, les agonisants, les proches aidants, les soignants.

La mort appartient à la vie, elle en fait partie, elle est consubstantielle au monde des vivants. Célébrer la vie, combattre pour la vie, pour l'améliorer, la prolonger dans les conditions optimales, c'est aussi accepter sa finitude et adoucir le passage d'un état à l'autre. Accompagner humainement à la mort est un juste tribut payé à la vie. C'est ainsi que les humains peuvent témoigner leur reconnaissance à la vie et l'habiller de toutes ses couleurs.

---

260 - « Fin de vie : le calvaire de mon épouse ».

261 - blogs.Mediapart

REMERCIEMENTS

Autour de notre équipe, il y a un cercle d'amis et d'aidants qui nous a permis d'arriver au bout du projet. Ides Debruyne de la fondation journalismfund.eu et Yves Doz de l'INSEAD ont pris le temps de discuter l'idée avant et pendant son lancement. Rachel Bourgeois a pris en charge l'organisation du projet – la transformation de l'équipe en association, et la préparation d'actions à venir. Anne Barcat a créé le design du livre, élément indispensable. Karine Krikorian du Conseil économique, social et environnemental (CESE) nous a indiqué des fonds de documentation très utiles. Brigitte Pénicaud, Jean-Jacques Maunoury et Marie-France Julien ont veillé au bien-être de Mark Lee Hunter. Jan Lippens, du journal *Knack*, a partagé ses recherches sur l'euthanasie en Belgique. Sonny Perseil, notre éditeur, s'est montré ouvert à ce sujet difficile, et par la suite a mis son énergie et son expérience à contribution. Merci à Colin Pénet pour son expertise rédactionnelle.

Au tout début du projet, à l'automne de 2022, l'Association pour le Droit de Mourir dans la Dignité (ADMD) a publié notre premier article sur le calvaire de Sophie [260]. La réponse à ce témoignage sur les réseaux sociaux dépassait toutes nos attentes. Des lecteurs ont raconté leurs propres histoires, d'autres ont commenté la loi actuelle avec une limpidité qui nous avait échappé (« la loi n'a pas protégé Sophie »). Par la suite, Sabrina Kassa, responsable du Club de Mediapart, a pris le temps de comprendre notre projet, et son équipe a fourni un espace pour rencontrer régulièrement des lecteurs [261]. Grâce à l'ADMD et Mediapart, nous avons eu une présence régulière et assidue auprès du public, notamment pour les articles sur la Convention Citoyenne sur la Fin de vie. Merci à tou(te)s.

DÉJÀ PARUS DANS LA COLLECTION TÉMOIGNAGES

Pierre Ménat
Un ambassadeur dans la révolution tunisienne
2015

Pierre Dauptain
50 ans de mariage
2015

Alessio Motta (dir.)
Discriminations et carrières
2016

Paul Bacot
Une enfance en Quatrième République
2016

Pierre Dauptain
Et comment vont les enfants ?
2017

Pierre Ménat
France cherche Europe désespérément
2019

Sonny Perseil (dir.)
Les métiers de l'asile
2019

Benoît Pénet
Aimer les bottes
2020

Pierre Ménat
Entre puissance et défiance : dix questions sur l'Europe post-covidienne
2020

Louise & Sonny Perseil
Le scandale des assistantes maternelles
2020

Pierre Dauptain
65 balais
2020

Pierre Dauptain
Où sont passés les roses et les choux ?
2022

Mélody Mock-Gruet & Hortense de Padirac
Le petit guide de l'amendement
2022

Pierre Ménat
L'Union européenne et la guerre
2023

Structures éditoriales du groupe L'Harmattan

L'Harmattan Italie
Via degli Artisti, 15
10124 Torino
harmattan.italia@gmail.com

L'Harmattan Hongrie
Kossuth l. u. 14-16.
1053 Budapest
harmattan@harmattan.hu

L'Harmattan Sénégal
10 VDN en face Mermoz
BP 45034 Dakar-Fann
senharmattan@gmail.com

L'Harmattan Cameroun
TSINGA/FECAFOOT
BP 11486 Yaoundé
inkoukam@gmail.com

L'Harmattan Burkina Faso
Achille Somé – tengnule@hotmail.fr

L'Harmattan Guinée
Almamya, rue KA 028 OKB Agency
BP 3470 Conakry
harmattanguinee@yahoo.fr

L'Harmattan RDC
185, avenue Nyangwe
Commune de Lingwala – Kinshasa
matangilamusadila@yahoo.fr

L'Harmattan Congo
219, avenue Nelson Mandela
BP 2874 Brazzaville
harmattan.congo@yahoo.fr

L'Harmattan Mali
ACI 2000 - Immeuble Mgr Jean Marie Cisse
Bureau 10
BP 145 Bamako-Mali
mali@harmattan.fr

L'Harmattan Togo
Djidjole – Lomé
Maison Amela
face EPP BATOME
ddamela@aol.com

L'Harmattan Côte d'Ivoire
Résidence Karl – Cité des Arts
Abidjan-Cocody
03 BP 1588 Abidjan
espace_harmattan.ci@hotmail.fr

Nos librairies en France

Librairie internationale
16, rue des Écoles
75005 Paris
librairie.internationale@harmattan.fr
01 40 46 79 11
www.librairieharmattan.com

Librairie des savoirs
21, rue des Écoles
75005 Paris
librairie.sh@harmattan.fr
01 46 34 13 71
www.librairieharmattansh.com

Librairie Le Lucernaire
53, rue Notre-Dame-des-Champs
75006 Paris
librairie@lucernaire.fr
01 42 22 67 13

www.ingramcontent.com/pod-product-compliance
Lightning Source LLC
LaVergne TN
LVHW021222061026
849535LV00008B/2870
9782336411552